漢方の口訣

～筍庵ひとりごと～

山田光胤　著

たにぐち書店

まえがき

とうとう卆寿という歳になってしまった。幼年期には難病、大病になり、命の瀬戸際にたたされたことも一度ならずあったが、幸い大塚敬節先生に、漢方で健康にして頂いた。

青年期には、あの大戦になった為、文学を諦めて日本陸軍の端くれに入ったが、返って命を永らえさせてもらった。夢のようだ。

医者になったのも一途の思いだった。漢方医になったのはなお更だった。

縁があって、『月刊漢方療法』に、毎月記事を連載させて貰った。長年漢方医療をやって会得した心得や、世の中、私事のその都度の思いを書き留めた。

雑誌発行が長年続いたので、この記事も長くなり、先に、その十二巻分を『漢方の口伝～筍庵ひとりごと～』としてまとめていただいた。その後も、雑誌は続いて、十八巻になり、記事も溜った。そこで又これを、卆寿の記念にと、一書にしてもらうことにした。

前にも書いたが、母がに話していたのを聞きとめたことがある。記憶もない幼い二、三才の頃、母の背に負ぶわれて外出すると、直ぐに寝息を立てた。それなのに、神社の前を通ると、背中で手をたたき、柏手を打って礼拝するので、驚かされたという。物心ついてからは、朝夕、日の神様他を礼拝して今日に至ってしまった。長生きした元だろうか。

平成二十六年六月下旬、周知の方々が集まって、光胤の卆寿を祝って下さった。此の書、その折の御礼ともしたい。

山田　光胤

漢方の口訣―筍庵ひとりごと――目次

漢方の口訣

～筍庵ひとりごと～

平成二十一年 元旦

平成二十一年の年が明けた。此の随想が雑誌に掲載される頃は、大分先の巻号になるはずだが、書いている今は、正月七日、七草の日である。此の朝、お正月のお飾りを取りはずした。

元旦は晴天だった。自宅での朝の行事を済ませて、例年のように家族と共に靖国神社へ初詣でに行った。息子が運転するオーナードライブで、六人揃って神社の近くに到着したのは、正午少し前になっていた。

神社の外垣に沿う道路は、車が列をなして長々と駐車して居り、自分達の車を停める隙間が無い。そこでこれも例年の如く、順序は逆だが、千鳥ヶ渕霊園の参拝を先きにすることにした。

千鳥ヶ渕の駐車場へ車を停めて、霊所に花を捧げて礼拝し、戻りながら、戦火に斃れた人々を哀悼された昭和天皇の御製（天皇の詠まれた短歌）を刻んだ碑を拝したあと、靖国神社迄広い道路の歩道を十分余り歩いた。

その道は、神社の長い参道の中ほどに、突き当たるので、そこから参道へ入った。

参拝者が、時間的に多い時刻でもあって、ひどく混雑していた。参道の両側は、露店が隙間もなく立ち並んで、夫々種々な食べ物を焼きながら売っていて、まことに賑やかである。

浄めの手洗いを済ませ、内門を入ると、直門の先は、参拝者がぎっしりとつまって、礼拝の順番を待っていた。長年、元旦に参拝に来たが、これ程人が多いのは初めてだった。嬉しい気持でいっぱいになった。

最前列の人が拝礼し終えると、次の人が前に出て又、礼拝するという順番を待ち、一番前の列に到る迄、かなりの時間がかかったが、これも嬉しいことだった。

筍庵の母方の一族は、代々続いた茨城県、常陸の国の自作農だ。正直一途で何百年も生きてきた一族だ。第二次大戦中、筍庵の従兄が三人兵役に採られて戦場へ行った。そして、一人も帰って来なかった。

今、靖国の神になられた。神前に額ずいて感無量、涙が出た。

筍庵は幸というべきか、当時陸軍士官学校に在校していて、戦場へは出て行かなかった。陸士へ入ったのは、旧制中学（五年制）を了《お》える頃、大戦が益々激しくなるのを感じて、年来の志望だった文学、史学を諦め、非力、矮躯を押して陸軍の学校へ入ったのだ。

昭和十八年春、陸軍予科士官学校へ入校した。するとその秋、あの学徒出陣があって、文科系の学生が兵役に採られた。筍庵が初志通り文科を指向していたら、その中にいた。学徒兵の多くは、大戦で没している。

まだある。幼少期の難病の為に、学業が二年遅れていた。陸士に入った時も、一般の同期生より二歳年長で、そのまま三年度迄在校することになった。

ということは、筍庵と同年齢の人達は、とっくに陸士を卒業して戦場へ出ていたのである。多くの人材は、そうして散華され、今、靖国の神に祭られている。

こう考えると、三度も四度も、筍庵の人生は命長らえる方向へ舵がとられていた。人智で計り知れない大きな力を感ぜずにはいられない。

それで医師になった。そして最初の舵とりをされた大塚敬節先生の弟子になり、漢方医一途の生涯を送ることになった。

参拝を了え、帰途、四谷の大塚邸にお寄りし、恩師敬節先生ご夫妻の佛前を拝し、夕刻自宅へ帰った。

こうして、今年も元日を終えた。

陰陽錯雑、混在の皮疹

〝筍庵ひとりごと〟で、湿疹やアトピー性皮膚炎の対処をひとりごとした。今迄は、主に陽証の皮疹だった。だが、証には陰陽虚実の区別がある。皮膚疾患、皮疹にも当然ある。では、陰証の皮疹にはどう対処しているかを言っておこう。

陰証で実証ならば、当帰飲子が主治する。当帰飲子は、皮疹が顕著に現れず、皮膚の色調は血色が悪く、灰白色で、乾燥している。細かい落屑をみることもある。この皮疹に外見に似合はず掻痒感がかなりあるのが、此の薬方の証である。

その組成は、当帰、芍薬、川芎、地黄、蒺藜《しつり》、防風、何首烏《かしゅう》、荊芥、黄耆、甘草である。四物湯が基盤だから、脾虚に用いれば、すぐ胃を損なう。実証でなければ使えない。ただ、甘草があって、甚だしい実証ではない。

筍庵は以前、この薬方の治験もあったが、近年は実証の患者が来てくれないので使う機会がない。

陰証の虚証には、大塚敬節先生の指示（『漢方診療の実際』改訂版、昭和29）に、真武湯がある。なる程なと思うが、筍庵は経験がない。

以上の薬方は、いわば純陰証のものだが、皮膚疾患には、むしろ陰陽錯雑、混在の証が多い。

こんなことは言はれていないが、筍庵は、皮疹が赤みのある色調の、紅斑などは、陽証の皮疹とし、黒みがかった黒褐色の皮疹は、陰証のものと考え、陽証には桂枝湯類で対応し、陰証には黒色の薬の四物湯がよいと思っている。

アトピー性皮膚炎が年月を経て陳旧になると、皮疹が苔癬化して、皮膚の肥厚、亀裂、落屑等を生じ、色素が溜まって黒褐色になる。これは陰証の皮疹だが、どこかに、赤みのある紅斑も残っている。これが、陰陽錯雑、混在の証である。

陰陽錯雑の実証には、温清飲が対応する。温清飲は、陽実証への黄連解毒湯と、陰証への四物湯が、同量に合せてある薬方である。以前の治験があったが省略する。

陰陽錯雑の虚証には、十全大補湯が対応する。十全大補湯は、陽虚証に行く桂枝加黄耆湯と、陰証に行く四物湯と、脾虚を補う四君子湯の三方の合方と、筍庵は考えている。

ただし、現行の十全大補湯は、桂枝、芍薬、甘草、黄耆、当帰、川芎、地黄、茯苓、朮、人参の十味である。これでは、桂枝加黄耆湯の大棗、生姜が無いのではないかと云う向きがある。ところが、原典の和剤局方にも、引用されている衆方規矩にも「右十味に、大棗、生姜を加えて煎じる」と書いてある。

筍庵は、陰陽虚実に合わせて用いたはずなのに、十全大補湯がなかなか効かないときに、原典通りの大棗、生姜を加えると、皮疹が改善してくることを経験している。

さてまた、先に論じた葛根湯加石膏合四物湯は、桂枝加黄耆湯合越婢湯とほぼ同等の陽実証が、本道から分かれて枝となって、陰証をまじえた証と夢想している。

胸脇苦満と腹皮拘急併存の腹証

日本漢方独自の手法である腹診は、漢方の診察法の一部であるが、証の判定に有力な情報をもたらす手技である。

腹診が、江戸中期以後、古方派の興隆に伴って発展したであろうことは、疑いもない。

多数の腹診書の中で、今日に伝世されたもののうち、稲葉文礼の『腹証奇覧』と、その弟子和久田叔虎の『腹証奇覧翼』は、その代表的な書であり、過去に於ても世に広く普及されていた。

現代の日本漢方の腹診は、この両書の記事を復元されたものが基礎になっていると思はれるが、その後の知見も加えられて、今なお発展の途上にある。

大塚敬節先生は、古医書に記載されていない腹証を、新たに創案されて数例公表されている。

その一例は、『漢方診療医典』にある柴胡桂枝湯の腹証で、次の如くである。「図（1）のように、胸脇苦満があって腹直筋の緊張がみられることがあり、このような腹証は柴胡桂枝湯を用いる目標である」とのべ、図に付して「胸脇苦満に腹皮拘急をかねたもの」と記してある。

そして、腹皮拘急のことを、図（2）として図示されていてよく分かる。しかし『腹証奇覧』では、腹皮拘急は、「図（3）のように縦横に数縄を引っぱりたる如く、接するにたゆまず、たとえ

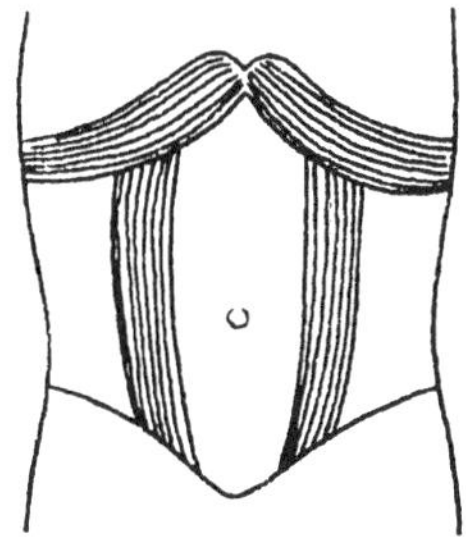

図１　胸脇苦満に腹皮拘急をかねたもの

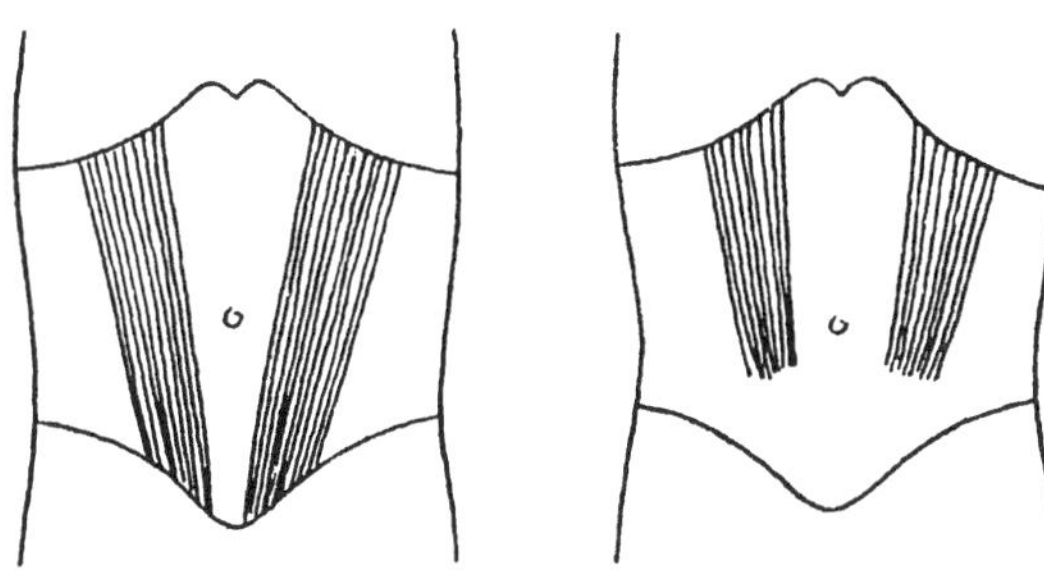

図２　腹皮拘急

ば弓弦《ゆみづる》を押すが如し」となっていて、これでは腹壁の症状としてはよく分からない。

ところで、感冒などの急性症では、胸脇苦満は分かりやすくて屡々現れるが、腹直筋の緊張を伴うような腹証は余りみられない。柴胡桂枝湯の腹証がよく現れるのは慢性症で、日常よくみられる疾患は、肝炎、胆石、胃炎、胃・十二指腸潰瘍等のほか、てんかん、不定愁訴の多い神経症（身体化反応失調症）等である。

何れにも、治験がある（筍庵）。

大塚敬節先生が口伝された

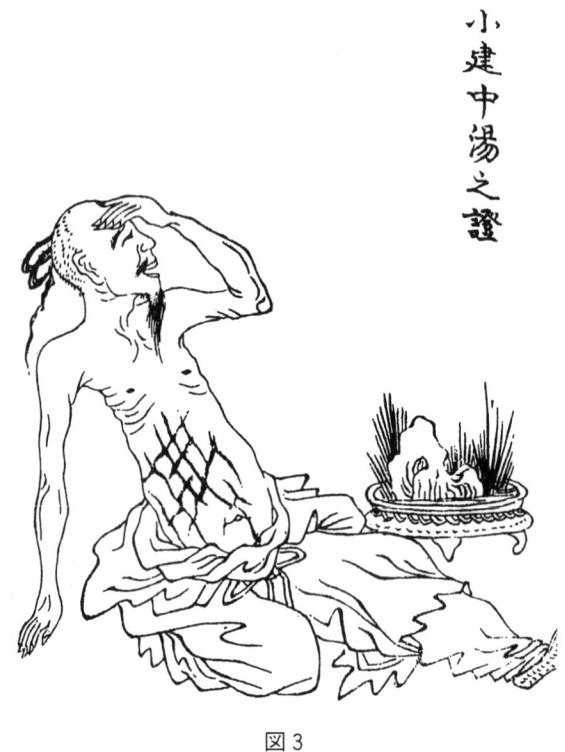

図3

そのほかの腹証で、柴胡桂枝湯に似て、胸脇苦満と腹直筋緊張が併存するものが、ほかにもある。四逆散と抑肝散である。記録はないが。

この三者は、ごく近似するが、微妙な違いがある。後の二者は、柴胡桂枝湯に較べて、胸脇苦満が顕著に触れ、且つ腹直筋が上部で強く固く緊張している。

四逆散と抑肝散の腹証は、言葉や文章では表現できない(筍庵には)。ただ、外症や応用される病症、疾患が違う。

四逆散は、肝炎、胃炎、慢性鼻炎、副鼻腔炎、慢性中耳

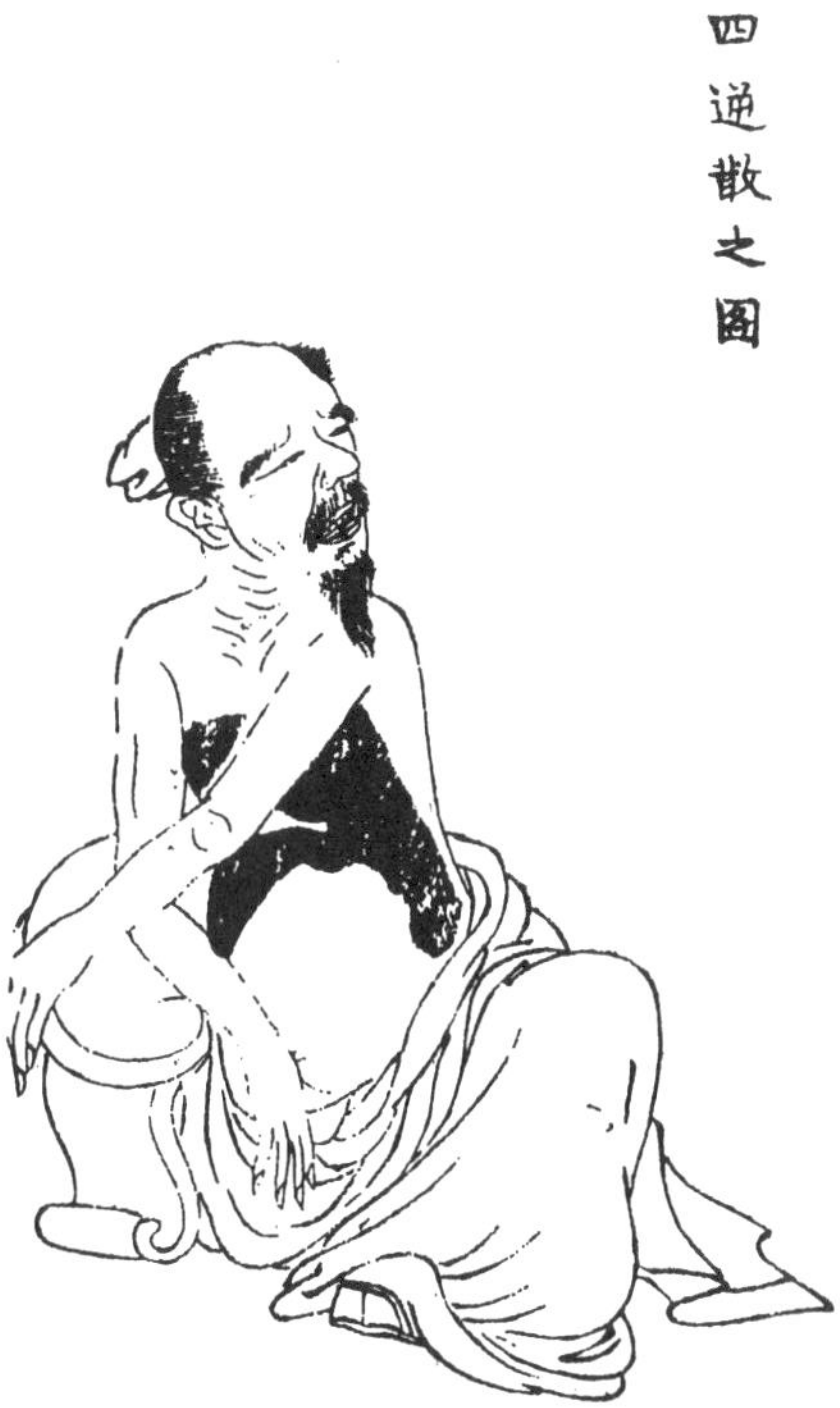

図4

炎などと、うつ症状の多い神経症に用いられる。

抑肝散は、いらいら焦燥感、易怒性等のほか、パーキンソン病、認知症等に用いられる。

以上のような、病症、疾患の差違に従って応用するとよいと思う。何れにも治験はある。

お天道さま

これもひとりごとであります。

昔の人は、太陽をお天道さまと云った。

二月十五日の日経新聞コラムに、「畑のダイコンが動いているのを知っていますか。」「日の出から日没まで、時計回りにダイコンは根も葉っぱも動くのです」と書いてあった。

読んで驚いたが、内心「さもありなん」とも考えた。

地上の生物は、植物でさえお天道さまの動きに従って生きている。ましてヒトをやである。

夜、日が暮れるとねむくなり、朝、日が昇ると目が覚める。これが健康なヒトの一日のリズムの基本である。

昔の人は、冬は家にひき篭って静かに暮し、春は農作業の仕度をし、夏は作物を養い、秋は採り入れにいそしんだ。太陽の回《めぐ》りに合わせたヒトの一年間のリズムだった。

現代人の生活は、文明なるものの所為《せい》で、自然のリズムに逆らっている。不眠症や精神不安症などは文明病というべきだろう。

ヒトの体調は、自律神経で調節されているという。日暮れには、昼間（優位）の神経が夜（優位）の神経と交代し、夜が明ければ夜の神経は昼の神経と交代する。これらの交代勤務が、円滑に行われるのが健康で、うまくゆかないのが不健康や疾患だ。

毎年春先に体調が悪くなる人がある。大抵は自覚症状が主だが。冬（優位）の神経と、夏（優位）の神経との交代時期に当って、それが円滑にゆかない人に起こる。体質虚弱や精神不安の人に多い。天然自然の変化にともなう、体内リズムが円滑に変動しないのだと思う。

ところで、昔の日本も中国も、農業国だった。農業という作業は、春夏秋冬の太陽の位置に従ってなされて成立する。ところが、昔は陰暦（太陰暦）だった。月の満ち欠けに従う暦だったから、太陽の運行とは無関係で、その暦だけでは農作業の指示にならなかった。

それで考案されたのが、二十四節気で、一年を三百六十日とし、十五日づつに分けて、二十四等分し、各々に名称がつけられた。これが、農作業運用の目標になった。

ところでこれが、ヒトの一年間のリズムの指標にもなる。

立春は、陰暦では正月の始めだが、太陽暦（陽暦）では、既に二月四日頃に当り、春の始め頃である。その故に、この頃、今年早めの花粉症が出た。

立夏は、陰暦では四月上旬だが陽暦では五月六日頃である。この頃、原因もなく体調不調を訴える患者が出る。

小寒は、陰暦では十二月上旬だが、陽暦では、一月六日頃に当る。

大寒は、陰暦ではまだ十二月下旬だが陽暦では一月二十一日頃に当たり、何れも冬の真っ最中である。だからこの頃、風邪引き患者が多発する。

宋板傷寒論に傷寒例の篇があり、中に、「四時八節、二十四気（二十四節気のこと）。七十二候の病を決するの法」の項がある。漢方研究をこころざす人一度は読まれるとよい。

拙著『康平傷寒論読解』で解説している。

二十四節気・春のあとさき

暦に、春に春分、秋に秋分がある。春分、秋分は夫々、太陽が中間点に来るので、昼と夜の時間が等しくなる。平成二一年の春分は春の彼岸の、秋分は秋の彼岸の中日《ちゅうにち》である。彼岸は、春分秋分を中に挟んだ前後三日、合わせて七日間である。この間に先祖の供養をするのは日本の習俗だ。筍庵も、家族を伴って墓参をした。

春分、秋分は、二十四節気のうちの夫々である。二十四節気とは、一年を三百六十日ときめて、それを十五日ずつ二十四等分した日程の初日の名称で、春夏秋冬、四季の季節の移り変りの判別をしやすくしたものである。

日本も中国も、昔の暦は太陰暦（陰暦）で、今の太陽暦（陽暦）とは違っていた。太陽の運行を基にした太陽暦に対して、陰暦は、月の満ち欠けに従い、朔日（一日）が新月で十五日が満月になる暦である。これは、太陽の位置とは無関係なので、四季の変動、季節の寒暖などのめやすにはならない。

ところが、日本や中国は、農業国だったのに、陰暦によっていては農作業の手順が決められない。そこで、季節の変動が分るような一年間の区切りが必要となって、二十四節気という知恵が生れたものと思う。昔、中国から日本へ伝えられたのである。

傷寒論には、傷寒例の篇があり（康平本には無い）、中に「四時、八節、二十四気、七十二候の病を決するの法」の項がある。季節と病の関《かかわ》りをのべたものである。

因に、四時とは春夏秋冬の四季のこと、それを更に初と晩に分けて八節とする。二十四気とは二十四節気のこと。別に三百六十日を五日を一候として等分し、七十二候に分けるということ。

この文で、傷寒例とは離れて、筍庵のひとりごとをのべる。

前年、平成二十年の十二月二一日は冬至だった。冬至は、太陽の位置が最も低く、一年で夜が最も長く昼が短い。陽の気が弱く、陰の気が最も盛んである。けれども、翌日から次第に昼が長く、夜が短くなって、陽の気が回復し始める。春分に至って、陽の気と陰の気は等しくなる。更に春分を過ぎると、漸次昼が夜より長くなり、陽の気が陰の気を越える。

立春は春の始めで、陰暦の正月だが、陽暦では二月四日で、ようやく春めいた気になるが、まだまだ寒い。

立春から十五日後の雨水は、陰暦正月二四日だが、陽暦では二月十八日で、雨水がぬるみ、草木が発芽のきざしをみせるとされている。

立春から三十日後が啓蟄《けいちつ》（『傷寒論』は驚蟄）である。陰暦では二月九日だが陽暦では三月五日で、春が近づき、土中で冬ごもりした虫達が穴の外へ出てくるとされている。

雨水、啓蟄の頃になると、患者が杉花粉症の症状を訴えはじめる。

穀雨《こくう》は、陰暦三月二五日で、陽暦の四月二十日である。春雨が降り、田畑をうるおし、農業は種まきの時期になる。この頃、原因不明の体調不良を患者が訴えてくる。

人の体調を調整している自律神経には、二系統あり、冬は副交感神経優位に働いており、夏は交感神経が優位に働くそうだ。春には、冬から夏への神経支配の交代がある。

このとき、健康人はそれが円滑に行はれるが、虚弱な虚証や、不安の多い体質、気質の人は、そうはいかないで、身体化反応が現れる、頭痛、頭重、めまい、ふらつき、動悸、不眠等々。患者が、感冒でもないのに、こんな訴えをしはじめたら、筍庵は「嗚呼、季節が変はるんだな」と内心考える。だが、そんなことは口に出せない。「あ、そう、じゃ頭痛が治る薬、よく眠れる薬を入れておきましょう」と言う。加味逍遙散に酸棗仁を加えたり増量したりもする。

立夏は、陰暦ではまだ五月二九日だが、陽暦なら六月二一日で、ようやく夏らしくなる。

夏至は、陰暦では五月二九日だが、陽暦では六月二一日である。太陽の位置が最も高く、昼が長く、夜が一番短くなる。陽の気が最盛になり、陰の気は衰え、いよいよ夏である。身体化反応の訴えが落ち着いてくる。

微弱な胸脇苦満

腹診は、現今では主に漢方湯液で行う診察法である（針灸術でも一部行われるが）。大塚敬節先生の研究によると、腹診には、難経系、傷寒論系、折衷派系の三流派があった。唯、現今は、主に傷寒論系腹診が行われている。

此の手技は、江戸中期以後、古方派の興隆とあいまって発展したことは疑いがない。傷寒論、小柴胡湯の病症として記述されている胸脇苦満という腹証の認識発展の軌跡を、その一例としてみてみよう。

胸脇苦満を現今は、「季肋下の抵抗と一種の圧痛」として一般に認識されている。この知見の原形は、江戸中期の吉益東洞の腹診書にある。

『東洞先生腹診伝』に、図示と共に「小柴胡湯の腹証は、先ず大抵、胸脇苦満と云って、両方の脇骨のはずれの処に、きっと手にさわる物ありて、按ずれば胸へこたえ痛むなり」とのべてある。

東洞より先の、古方の開祖とされる後藤艮山は、『艮山腹診図説』で、「胸下の苦満は小柴胡湯の主治なり、臍辺の凝滞は寒疝なり、附子粳米湯（ママ）の主治なり」と記し、胸脇苦満は、まだ、自覚症状としてのみ認識していたことが分かる。

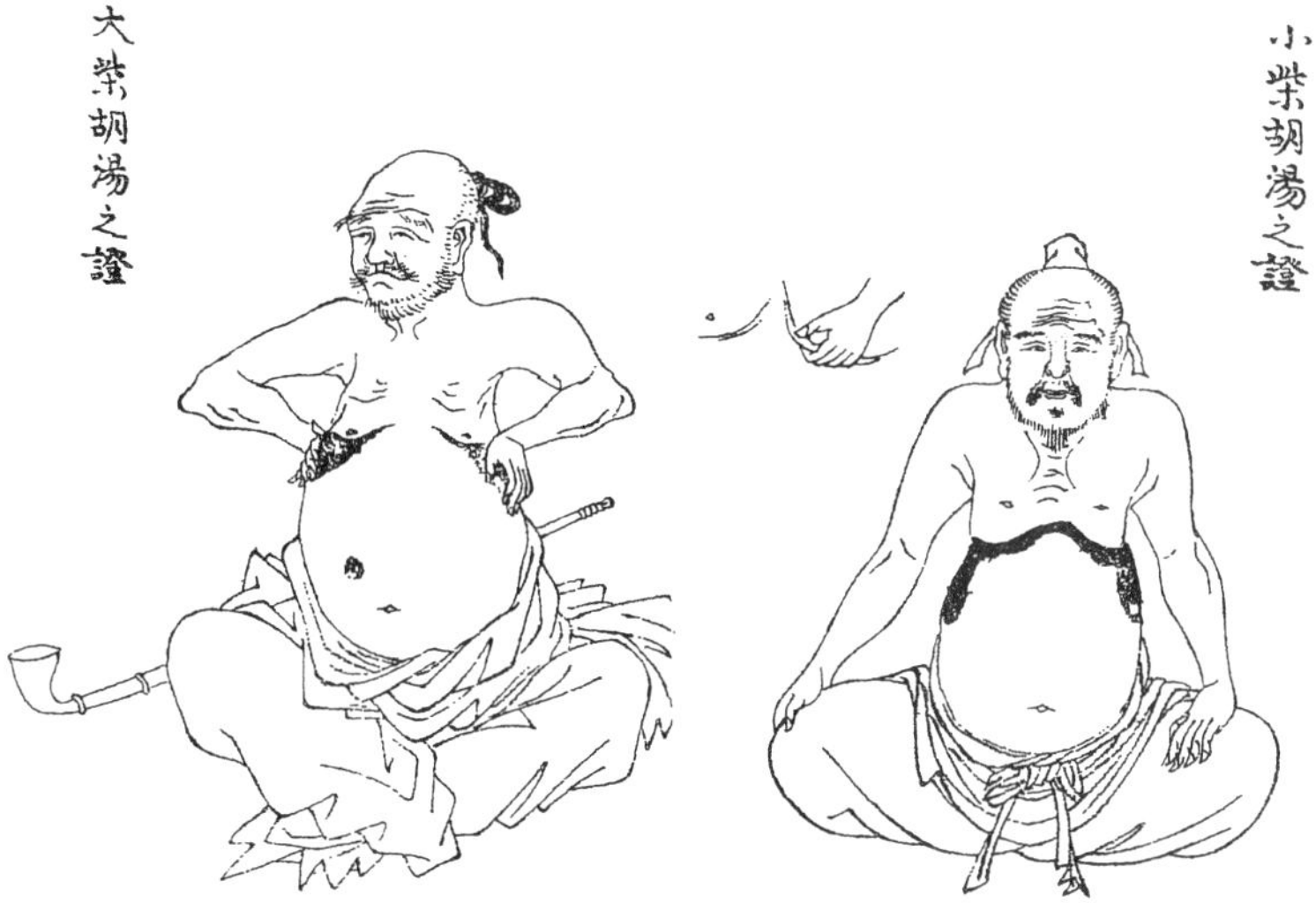

図５　稲葉文礼、腹証奇覧

東洞の、腹診、腹証を踏襲発展させたのは、稲葉文礼の『腹証奇覧』で、図５のように図解される。

これらの知見をまとめて、大塚先生は、『漢方診療医典』に、「胸脇苦満は、胸脇の部に患者自身が充満感を覚え、他覚的には図２のように医師が季肋下から拇指を胸脇内に向って押し込むようにし、胸脇苦満があれば指頭に抵抗を覚え、患者は息詰るように感じ苦痛を訴える」とのべ、更に、「この抵抗と苦痛は、胸脇苦満の程度によって強弱がある」と論じられた。

この「胸脇苦満の程度によって強弱がある」という大塚先生の追論の実際を長年の臨床経験により筍庵が認識した。それは、胸脇苦満が強く顕著に表れるのは、実証の患者であり、虚証の患者には微弱、微妙に

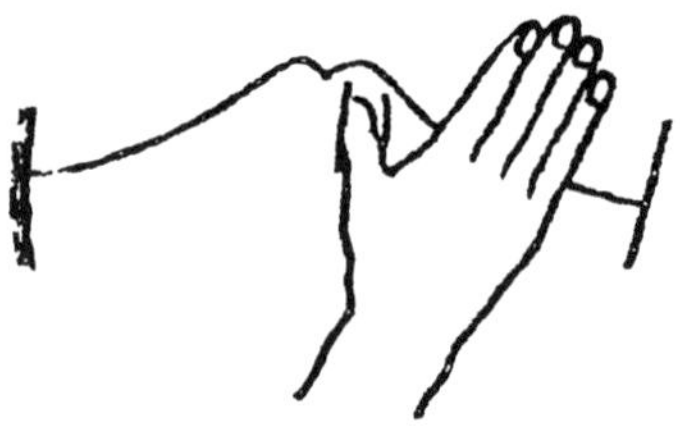

図６　大塚の手法

表れると思うが、何れにしても、胸脇苦満を認める患者は、ほぼ例外なく、何らかの柴胡剤の証であると考えるに至ったものである。

実証では（虚実間証を含め）、大柴胡湯、柴胡加竜骨牡蛎湯、四逆散、小柴胡湯、柴胡桂枝湯証等で、胸脇苦満が明瞭で分りやすい。（ただ、小柴胡湯、柴胡桂枝湯証でも、小児は胸脇苦満が分からない）。

虚証では、自覚的な胸脇部の充満感を訴えることは稀で、他覚的な季肋下の抵抗、圧痛も微弱で分りにくい。

このとき、大塚先生の手技で腹診すると、胸脇苦満が知覚できる。

図６は、右手だけの絵であるが、実際の場合は、左右両手の拇指頭を用いる。

左右の手の拇指頭に、交互に軽い力を加え、左右を比較しながら按圧する。又、右季肋下の腹壁を中央の鳩尾の辺から次第に外側へ向かって按圧し、各部位の抵抗を比較する。胸脇苦満があれば、鳩尾より少し外側の辺に、僅かながら他の部位より強い抵抗を触知する。この時確認のために、左右の季肋下を交互に按圧して、患者に被圧迫感の違いが在るか否かを尋ねてみる。胸脇苦満があれば、押された感じが右の方が強いという答えがある。

虚証では、柴胡桂枝乾姜湯証には、臍上悸、臍傍悸、心下部振水音等を伴うことが多い。加味逍遙散証には、胸脇苦満の他に弱い瘀血の腹証を伴うこともある。補中益気湯や滋陰至宝湯にも、この微弱な胸脇苦満は表れている。「胸脇苦満はなかったが、柴胡剤が効いた」ということは、ほぼあり得ないのである。

『傷寒論』壊病に対応する条文

漢方の根幹は『傷寒論』である。『傷寒論』は、傷寒の治療の指示書である。傷寒は、発熱症、急性症、感染症である。広義の傷寒は、狭義の傷寒と中風に区分されている。狭義の傷寒は、病邪が裏に侵入しやすい、重症の病態であるが、中風は、治癒し易い軽症の病態である。普通の風邪症候群は、たいてい中風である。肺炎を起こす悪性の流感は、狭義の傷寒といえよう。以上は、一般的知見。

ところで、漢方専門で医療をやっていると、風邪の初期の、太陽の中風は、余り来てくれない。久し振りに来院した患者が、「風邪を引いてなかなか治らない」と言う。診療すると(脈、腹診で)、少陽病か陰証のことが大部分である。しかも、小柴胡湯や麻黄細辛附子湯の単方で処置できることは少ない。長びいて、こじれている。こういう病状を漢方では壊病《えびょう》という。

『傷寒論』太陽病篇　第十九条には、「太陽病三日、已《すで》に汗を発し、若《も》しくは吐し、若しくは下し、若しくは温針するも、仍《な》お解せざる者は、此れを壊病《えびょう》となす。桂枝之れを与うるに中《あた》らざるなり。其の脈証を観《み》て、何の逆を犯せるかを知り、証に随いて之を治す《康平本嵌註・桂枝之れを与うるに中らざるなり。》」とある。

解説すると、「(発熱症初期の)太陽病の発病時では、発汗剤で治療するのが法則だが、その三日の間に、不適切な発汗（大量発汗など）したが治らなかったり、太陽病には与えるべきでない吐剤や下剤を投与したり、温針で発汗させたりしたが、それでも治らない病態は壊病である。嵌註で、誤治のため病証が崩れて、あるべき症状を呈さなくなったのが壊病で、それは単純な太陽病ではないから、何《ど》のような誤治をしたかを知った上で、その時の証に随って治方を定るべきである」といっているのである。

例えば、胃腸が極く弱い患者が、抗生剤や解熱剤で、胃炎がひどくなったが、咳痰も止まらず、倦怠感も強くなった時などで、陽証にとどまっていれば、少陽病だが虚していれば、小柴胡湯は使えず、参蘇飲にする、すでに陰証になっていたなら、桂姜棗草黄辛附湯合人参湯を用いたりするのである。

さて、『傷寒論』第二十九条には、誤治による変証への対応の例が次のようにのべてある。

「傷寒、脈浮、自汗出ずるも（桂枝湯証を思はせる）、小便数、心煩（むなぐるしい）、微悪寒、脚攣急する（桂枝湯証ではない。小便難ならまさに、桂枝加附子湯証である）に、反って（桂枝湯証ではないのに）桂枝湯を与う。《康平本嵌註・其の表を攻んと欲するは（桂枝湯や麻黄湯で発汗を計るのは）此れ誤りなり》之を得て（桂枝湯を飲んだので）便《すなは》ち厥し（手足が冷えるようになり）、咽中乾燥、吐逆する者は、（変証の壊病になって、津液を失い、陰気が胸隔を塞いだのだから）、甘草乾姜湯を作り之に与う。《康平本傍註・以て其の陽を復せ（温薬で陽気を回復させよ）。》若し厥愈え、足温なる者（が尚脚攣急があれば）、更《あらため》て芍薬甘草湯を作りて之に与う（宋本では

《其の脚即ち伸ぶ》とある)。

若し(そうでなくて)胃気和せず(邪が陽明に入って)、讝語する者は、(承気湯類で最もおだやかな)調胃承気湯を与えるとよい。

若し(更に)重ねて汗を発し、復た焼針を加え(て発汗したりし)、之を得る(一層陰証が深くなり、四肢厥冷するようになる)者は、四逆湯(甘草乾姜に附子を加える)之を主ると。

解読

第二十九条は、誤治によって変証の壊病になった病症に対応する指示である。

そしてそれは、桂枝湯証に似ているが、桂枝湯証ではない異証、類似証であったのに、桂枝湯を与えて起きる変証である。

その一は、厥冷、咽中乾燥、吐逆を生じるものである。これは、発汗により津液(体液)を損耗し、陽気が衰えたのであるから、陽気を補うために甘草乾姜湯を与えればよい。附子を用いるほどの陰証にはなっていない。

その二、甘草乾姜湯で厥冷は回復したが、脚の筋肉の体液減退が回復せず、なおも攣急しているものは、更に芍薬甘草湯を与えれば、脚の筋肉痙攣が緩んで、脚がのびのびとなる。

その四、一段とぶが、重ねて発汗剤を与えたり、焼針を加えて発汗したりして体力を損耗し、裏寒を生じて陰証に陥ったものには、甘草乾姜湯に附子を加えた四逆湯（康平本は回逆湯）で、裏寒を救はねばならない。

その三、前へもどる。不適切な発汗で表を攻めた為、裏の虚寒にならずに反って表熱が裏へ追われて、胃実の陽明病に変わることがある。そうなると讝語するようになる。このときは、承気湯で裏熱を攻めなければならないが、先ずは、承気湯類では一番穏やかな、調胃承気湯を与えるとよいということである。

此の条文は、康平本では十五字詰条文で、『傷寒論』の原文と考えられ、文体は簡潔で、分かり易い。

ところが、此の条文に続く第三十条は第二十九条と関連するが、康平本では十三文字詰条文で、問答体が加わり、文体が異なっていて、解読し難い。

『傷寒論』の壊病《えびょう》という病態は、正常な病症が破壊して、異常な病症（変証）を呈する状況である。

『傷寒論』の第二十九条は、軽度の誤治（疾病治療の正統な原則に従わない治療をした変証）の例を挙げ、その対処法を指示した条文である。

前回の「ひとりごと」で、その読解をした。次の、第三十条は、康平本では十三字詰条文で、文体も異なり、内容が混迷している。これは、康平本に従えば、後人の追論に属している。先人は、此の条文を軽んじて、解説を加えていない。

浅田宗伯翁は、読みだけは加えているが、解説は、「此れ蓋し後人答問を設け、以て前条の義を論ずる者なり。舒《じょ》氏曰く、〝此条はあまた無益の語を説出す。何の所か之を用いん。吾つぶさに之が爲に解する能はざるなり〟と、卓識と謂うべし」としている（『傷寒論識』巻之一）。

木村博昭翁も、此の説をそのまま踏襲している（『傷寒論講義』）。

とはいえ、後人といっても、古ければ王叔和の晋代（二六六～四一九）頃であり、新しくとも宋代・英宗の（一〇六四～一〇六七）時代以前である。この昔の人が、『傷寒論』を如何に解釈したのかを知るのも無駄かも知れないが、面白いと愚考した。

先に筍庵は、『康平傷寒論読解』を著し、その中で此の第三十条を無学非才を省みず、独自に解読した。ここで、又、ひとりごとをする。

『傷寒論』、第三十条、康平本十三字詰、読、都合により六段に分つ。（興味のある方は原文と照合してお読み下さい。）

一段。問うて曰く「証を陽且に象《かたど》り、法を按じて之を治するに、而《しか》も増ます劇し、厥逆咽中乾燥、両脛拘急し、而して讝語す」と。

二段。師の曰く、「夜半に手足当に温なるべく、両脚当に伸ぶべし」と、後に師の言の如し。

三段。何を以てか之を知るか、答えて曰く「寸口の脉浮にして大、浮は風となし、大は虚となす。風なれば則ち微熱を生じ、虚なれば則ち両脛攣す。病形は桂枝を象《かたど》る、因って附子を加えて其の間に参《まじ》え、桂に増《くわ》え、汗を出《い》だしむ。附子は経を温む。陽を亡《うしな》えるが故なり。」

四段。「厥逆し、咽中乾き、煩燥するは、（陽明内結讝語煩乱の八文字は後の六段の冒頭に移す、錯簡なり）更に甘草乾姜湯を飲む。」

五段。夜半「陽気還り両足当に熱すべくも、脛尚《な》お微《すこ》しく拘急するには、重ねて芍薬甘草湯を与う。爾《しかせ》ば乃ち脛伸ぶ」

六段。「陽明内結し讝語煩乱せば（四段末尾の八文字）、承気湯を以て微溏す。則ち其の讝語止まん。故に病の愈ゆるべきを知るなり」と。

解読、此の篇の目的は、『傷寒論』の壊病への対応の例を挙げた第二十九条に関連する第三十条を解明することである。そこで、第三十条の条文のうちで、第二十九条と関連のある字句を、「　」にまとめ、この字句を解読してみる。

一段、証が桂枝湯（陽旦）のかたちなので、法則通り同湯を与えて治療したところ、発汗が適切でなかったので、病状が増ます激しくなり、厥逆して手足が甚だしく冷え、咽が乾燥し、両脚が拘急しひきつれた。而して讝語しうわごとをいう。

以上而して讝語すの三字を除くと、第二十九条の「その二」に相当し、甘草乾姜湯を与えればよいのだがその字句は四段でのべている。「而讝語」は後の六段に関連する錯簡である。

三段、寸口の脈が浮で大であった。浮の脈は風即ち外部から侵された病症を示す。大の脈で力がないのは虚の脈で、裏が虚し、寒証陰証になったものである。風ならば、当然微熱を生じ、虚ならば体液が喪失しているので、当然両脚が拘急しひきつれるようになる。

そもそも初めの病症が桂枝湯証の形であったので同湯を与えたが、『傷寒論』第二十三条のような発汗遂に漏れて止まずと、発汗過多になり、壊病になって虚したのであるから、もはや桂枝湯証のようにみえてもそれを用いないで、附子を加えて其の間に参《ま》じえて配合し、（桂枝加附子湯とし）て与えるとよい。桂枝湯に附子を増《くわ》えるのである。それは附子が経（裏のこと）を温めるからで、それというのも陽気を亡失してるからで、そのようにするのである。汗出でし令むの三字はなくもがなである。

第二十九条には四逆湯之を主るの字句があるが、第三十条には、それがなくて、此の桂枝加附子湯を暗示した註文になっている。

四段、厥逆し、咽乾し煩躁するならば、更《あらた》めて甘草乾姜湯を飲ませるとよいとの、一段への補追である。一段と四段は、『傷寒論』第二十九条の「その一」に相当する。

五段、夜半に陽気が回復して両足が温かくなったのに、まだすねのひきつれが少し残っていたなら、重ねて芍薬甘草湯を与えるとよい。そうすればすねは、のびのびと伸びて、ひきつれは治る。

此の段で、『傷寒論』第二十九条の「その二」と第三十条の二段を証明しているのである。

六段、桂枝湯証のかたちの病態に同湯を与えたが、発汗過多で壊病になり、一段末尾の「而讝語」になることもあり、四段末尾の陽明内結讝語煩乱と共に、表の熱邪が裏へ侵入し結ばれて、陽明病となり、うわごとを言うようになったならば、承気湯で微し下痢させると、うわごとは止んで、病は愈る。微溏させるのは、緩やかな承気湯の調胃承気であるが明示はしてない。

此の段は、第二十九条の「その三」に相当する。

第二十九条には、「若し重ねて汗を発し、復た焼針を加え、之を得る（裏虚寒となる）者は四逆湯之を主る」と末尾にあるが、第三十条にはその註解はない。

日本を愛してくれた台湾人

平成十二年七月十五日（水）の産経新聞に、山本勲氏の「最も日本を愛した台湾人」というコラムが載った。読んで感動した。

要旨はこうである。

大の親日家、簡福源氏が六月二十五日逝去され、昨日（七月十四日）葬儀が行なわれた。

簡福源氏は、台湾タカサゴ族出身、民族名タリ、ワタンといわれた。

第二次大戦後、台湾烏来《ウライ》に、大戦中日本軍人として戦って戦没した、「高砂義勇兵」の顕彰記念碑が建立された。簡氏のおば君・周麗梅さん達の努力だった。

その記念碑が、敷地の関係で移設しなければならなくなったので、簡氏や、周さんの長男邱克平氏（族名マカイ・リムイさん）達の努力の甲斐があって、県有地に無事移設された。産経新聞と、賛同者多数の協力があったとのことであるが。

ところが、県長が変わって、大陸から移住した人になったところ、記念碑の撤去がはかられて来た。

簡氏達は、又々大変な難事に遭遇した。多分、法廷闘争をしたと思われるが、幸い、台湾高等行政法院が、撤去処分の撤回を命じてくれて、簡氏達の努力が報はれることになったという。

簡福源氏は、戦前、日本名山田正太郎（筍庵と同姓）といわれ、大戦中、少年志願兵になり軍籍にあった。戦後、県議会議員に当選もし、烏来郷長を二期務められた。日頃の口癖が「自分が今日あるのは日本のおかげだ」とい丶、「日本精神は誠の精神。当時の日本軍人はまっすぐで正しかった」と云われたという。

日本人よ、以て瞑すべし。簡福源氏のご逝去に心から哀悼の意を捧げる。

先にも書いたが、旧制中学時代の同級だった李子杰《りしけつ》君は、台湾からの留学生だった。温和な人柄で、目立たなかったが、筍庵は、他の同級生と同様に親しく付き合った。難しい名前なので、「何んと読むんだい」と聞いたことがある。「けつだよ」と簡単に答えて、「こんな字を知らないのかい」というような顔つきをされたように思った。確かに漢和辞典に載っているのだから。

大戦で日本が敗れ、帰郷した李君とはしばらく音信が跡絶えたが、或る時突然、尋ねて来てくれた。拙宅へ来る前には、既に亡くなっていた級友二人の墓を探して、墓参りをしてくれたといった。筍庵は強く心を打たれた。

李君はもう、天に帰ってしまわれたが、筍庵は李君も、台湾も好きだ。国どうしも、ずっと仲良くしてもらいたい。

靖国に思う

十月十七日から四日間、靖国神社の秋のお祭がある。

日本国の運命がきわまった第二次大戦のさ中、筍庵はかねての文学志望をあきらめて、陸軍士官学校を受験し、昭和十八年春入校した。

その年の秋、あの学徒出陣があった。旧制高校、大学の在学生で、満十九歳に達した文科系の学生が、軍隊へ入れられたのである。筍庵が、元の志望通り旧制高校文科へ行っていたら、やはり出陣したはずである。

陸士では、一年間基礎の教育を陸軍予科士官学校で受け、戦時短期教育になったため、昭和十九年春本科へ進んだ。航空隊を志望したので、埼玉県豊岡町（現入間市）の陸軍航空士官学校へ、第五十九期士官候補生として入校した。

四月中旬の日曜日、外出を許されたが、初めての爲、区隊長（日常の万般を直接指導する先輩の将校）に引率されて、近くの所沢飛行場の見学に行った。同所は、日本航空の発生地で、当時の重要地域だった。

するとその飛行場に、最新鋭の陸軍四式戦闘機が数機待機していた。近づくと、数人の若い将校達が、熱心に整備していた。聞くと、我々より三期先輩の五十六期の陸軍中尉達だった。後輩の我々を、喜んで迎えてくれて、何くれとなく親切に対応してくれた。分かったところ、その方々は、あの歌にもなった加藤隼《はやぶさ》戦斗隊の隊員で、消耗した旧飛行機の補充のため、南の戦線から、遙かな内地迄飛来した人達だった。その日我々は、大満足で帰校した。

ところで、戦争は益々激しくなり、間もなく加藤隊長（少将）が南海上で戦死された。戦争末期、多分、あの五十六期の青年将校達も、南海上で散華されたことだろう。

学徒兵の多くが、飛行機で特攻攻撃の出撃に当って、「靖国神社で会おう」と言って戦友達と分かれたと伝えられている。

以前筍庵は、たまたま鹿児島の知覧へ旅をした。特攻攻撃の出撃地だった所だ。隊員達の遺品をおさめた資料館があった。筍庵はそこへ入れなかった。入ってそれらを見たら、同行の家族や孫達の前で、流す涙を見られたくなかったから。心の中で、深く深く冥福を祈った。

第二次大戦中、筍庵の一族から、四人が軍隊にとられたが、筍庵を除く三人の親しい従兄達は、遂に故郷へ帰らなかった。靖国神社に祀られた。

筍庵は毎年必ず、正月元日に、靖国神社と千鳥が渕霊園へお参りに行く。従兄達に会うためでもある。

日本の政権が交代した。今度の総理大臣は、近隣他国の言われるままに、靖国神社には参拝しないと明言し、靖国神社を差し置いて、他に慰霊の施設を作ると言っている。それが出来たら、総理大臣の仲間や国民の一部は参るかもしれない。

だが、筍庵は行かない。筍庵は靖国神社へお参りする。

漢方保険外しを憂いて

「満月の秋、山桜の春、一歳に再度横浜に入る。老来未《いま》だ風塵界を免れず、又青嚢を把《と》りて遠人に対す。右命を奉じて仏国公使を療せし口占、栗園田常」

これは以前にも紹介した、浅田宗伯翁の書の一軸である。筍庵の所有で、一時行方不明だったが、幸にも最近拙宅の隅で見出した。

此の書の意義は、江戸末期、横浜に駐在したフランス公使が、長年の腰脚痛に悩み、江戸幕府に名医の派遣を依頼された。そこで幕府が、漢方医・浅田宗伯に往診を命じた。

宗伯は横浜へ出張して公使を診察し、漢方薬・桂枝加苓朮附湯を処方調剤して投与した。するると、数日後に、難症が軽快した。恐らく本国に居た頃、名のある西洋医の診療を受けていたはずだが、それでも回復しなかった難症だった。

此の治験例は、宗伯翁の著書に記録されていて、フランス公使は非常に感謝し、後に、同国々王からの謝礼が届けられたとも記してある。

此の逸話は、以前紹介したので詳細は省略するが、要は、明治以来不当に扱われている漢方であるが、実力は西洋医学に劣らぬばかりか、一面ではそれより優ることを、日本人は忘れたか、知らないかと言いたいのである。

昨年、日本の政権が変わった、その時、筍庵は、「何かが起こるな」と不安になった。それが、秋になって実現した。「漢方薬の保険外し《はず》」だった。

元々、無知な日本人が「漢方は医療だ」とは思っていなかった。その無知が、又々表《おもて》だったのだ。

筍庵の患者は、例外なく難病、難症である。中には、科学的な生存率は何年間といわれている疾患の患者も居る。その人達が、漢方医療で、既知の生存率を遥かに越えて生存し、しかも一般人と共に社会生活をしている。

経済的に健康保険でなければ、漢方医療を受けられない人達が、保険外しになったらどうなるのだろう。

此所まで書いて、ひと休みしていたところ、年末に、なんとなく良い方に結着したらしい。漢方薬関連の医学会、薬業界の必死の運動のお蔭であった。

それにしても、日本の大所、高所に立つ人達が、漢方に対する良い理解をいまだに持たないのには困り果てる。明治の変革の負の遺産が、今に至っても残っているのだ。

三陰三陽の意義 素問と傷寒論

此れもひとりごとである。

『傷寒論』は、傷寒という急性熱発病の治癒を論じた書で、疾病の経過に基づいた三陰三陽の、六病分類が骨子になっている。太陽病、陽明病、少陽病、太陰病、少陰病、厥陰病《けっちんびょう》（記載順）である。

この六病の病名と同じ病症名が、『黄帝内経素問』（単に素問と略称される）の熱論（巻九）にある。

即ち、「熱病は皆、傷寒の類《たぐい》なり。—中畧—巨陽は諸陽の属《しょく》（あつめる、先頭の意）なり。其脈（経絡のこと）は風府（項部の経穴《つぼ》）に連なる。—中畧—傷寒一日（発病初日）巨陽之を受く。故に頭項痛み、腰背強《こわば》る。二日陽明之を受く。陽明は肉を主《つかさど》る。其脈は鼻を俠《はさ》み目に絡《から》む。故に身熱し、目疼《いた》み、而して鼻乾き、臥するを得ざるなり。三日少陽之を受く。少陽は胆を主《つかさど》り、其脈は耳を循《めぐ》り、耳に絡《から》む。故に胸脇痛み、而して耳聾《くら》し（難聴）。三陽の経絡皆病《やまい》を受け、而《しか》も未《いま》だ蔵に入らざる者は、故に汗すべし。而《しか》れば已《い》ゆ。四日太陰之を受く。太陰の脈は胃中に布《し》き、嗌《のど》に絡《から》む。故に腹満《み》ちて溢乾《のどかわ》く。五日少陰之を受く。少陰の脈は胃を貫《つらぬ》き、肺に絡《から》み、舌本に繋《つなが》る。故に口乾き舌乾きて渇《かっ》す。六日厥陰《けっちん》之を受く。厥陰の脈は陰器を循《めぐ》り、而して肝に絡《から》む。故に煩満して嚢縮《ちぢ》む。

三陰三陽、五蔵六腑に、皆病を受け、栄衛《えいえ》行《めぐ》らず、五蔵通ぜざれば（体内、内臓の作用である栄気と、体表の血行等をととのえる衛気とが順調に働かず、五蔵、各内臓の相互作用が順調に行われずの意味）則ち死す、とある。

巨陽は、足の太陽膀胱経、陽明は、足の陽明胃経、少陽は、足の少陽胆経、太陰は、足の太陰脾経、少陰は、足の少陰胃経、厥陰は、足の厥陰肝経、夫々の経絡のことである。

以上によって、『素問』では、傷寒という熱病は、病邪（細菌、ウイルス、風寒等）に経絡が侵される病であり、且つ、病邪は一日毎に、他の経絡を次々と侵すと論じている。

そこで『傷寒論』の内容を読むと、『素問』の論と極く僅かな共通点はあるが、大部は、全く齟齬、矛循している。

太陽病は、発病時の病態であることは『素問』と共通だが、以後二、三日乃互四、五日は継続するのである。

少陽病は、陽明病より先きに発症し経絡の病ではない。

第九十四条に「傷寒五六日中風、往来寒熱、胸脇苦満、黙々として飲食を欲せず、心煩（むなぐるしい）喜嘔（はきけ）、或は胸中煩而《し》て嘔せず、或は渇し、腹中痛み、或は脇下痞鞕（わきばらがはる）、或は心下悸（動悸）し、小便利せず、或は渇せず、身微熱有り、或は欬（咳）するは、小柴胡湯」と、典型的小陽病を論じていて、この病日は、傷寒五、六日頃である。

陽明痛は、傷寒二日ではなく、誤治によらない限り、少陽病期より更に遷延した場合である。

第一〇六条に「傷寒十三日（傍註・過経）、解せず、時に譫語《せんご》する（うわごとをいう）者は、熱有るを以てなり（裏の熱実の陽明病である）、当に湯を以て之を下せ」とある。

傷寒にかかって十二日以上経った頃、陽明病に転じる（移行する）と論じている。

傷寒という病を、『素問』は経絡が病邪に侵された病態としているが、『傷寒論』にはそういう論はなく、表裏の病態としている。

太陽病は、表に病邪が存在する表証又は外証としている。

第百二十八条は抵当湯証を論じた条文で、「太陽病、六、七日（遷延して）、表証仍在り云々」とある。

第四十二条に、「太陽病、外証未《いま》だ解せず云々」とある。

第四十四条には、「太陽病、外証未だ解せざれば下すべからず云々」とある。

第百六十五条には、「太陽病、外証未だ除かざるに而も数《しばしば》之を下し、遂に協熱し云々」と、桂枝人参湯証を論じていて、太陽病は表証又は外証なのである。

少陽病は、少陽胆経の病ではなく、半裏半外又は半表半裏証なのである。

第百五十三条で、「傷寒五六日、頭汗出で、微悪寒し、手足冷え、心下満、食を欲せず、大便鞕く、脈細の者は、小柴胡湯を与うるべし云々」と小柴胡湯の異証の指示をしているが、その嵌

註（康平本）に「此れ半《なか》ば裏に在り半《なか》ば外に在る也」と論じている。此の条文にもとづいて、成無己が、『註解傷寒論』で少陽病は半表半裏証であると解説したと考えられる。

陽明病は、陽明胃経の病ではなく、「胃家実、又は裏熱実証としている。第百八十三条に、「陽明の病たる、胃家実是なり」と論じているのが此れである。

『素問』の熱論篇では、傷寒四日（発病四日目）以降を次のように論じている。

「四日太陰之（病邪）を受く。太陰の脈（足の太陰脾経）は胃中に布《し》き、嗌《のど》に絡《から》む。故に腹満ちて嗌乾く。五日少陰之を受く。少陰の脈（足の少陰胃経）は胃を貫《つらぬ》き、肺に絡《から》み、舌本に繋《つなが》る。故に口乾き、舌乾きて渇す。六日厥陰之を受く。厥陰の脈（足の厥陰肝経）は陰器を循《めぐ》り、而して肝に絡《から》む。故に煩満して嚢縮《ちぢ》む」と。

『傷寒論』は、太陰、少陰、厥陰の三陰病の発症は、日を限っての規定をしていない。第三百四条に「少陰病、始め之を得て、反って発熱するも脈沈の者は麻黄細辛附子湯を主る」と、少陰病が発病初日から発症することもあるとのべている。

『傷寒論』は、三陰病も三陽病と共に経絡の病とせず、表裏の陰病（寒証）としている。

太陰病については、「太陰の病《やまい》たる、腹満して吐し、食下らず、自利（下剤を用いない下痢）益々甚しく、時に腹自《おのず》から痛む云々（第二七六条）」とのべ、裏寒虚証とされる。

少陰病は、「少陰の病《やまい》たる、脈微細、但《た》だ寐《い》ねんと欲す（元気がなくて終始横臥している。第二八四条）」「少陰病、脈細沈数なるは、病裏に在り（裏に寒がある）となす。汗を発すべからず

（第二八八条）。「少陰病、身体痛み、手足寒《ひ》え、骨節痛み、脈沈なるは附子湯之を主る（第三百八条）。「少陰病二三日已《や》まず、四五日に至り、腹痛み、小便利せず、四肢沈重疼痛、自下利し、其の人或いは欬し、或いは小便利し、或は嘔す者は、真武湯之を主る（第三一九条）。」であって、表裏寒虚証である。

厥陰病は、「厥陰の病たる。気上って心を撞き、心中疼熱、飢えて食を欲せず（空腹なのに食べたくない）、食せば則ち吐し、之を下せば利止まず（下剤をかけたら下痢が止まない・第三二九条）。」とあり、寒熱が錯綜した、上熱下寒の状である。

過経とは

更に『素問』熱論篇に、傷寒七日以後の論がある。

「其れ寒に両感せざる者（陽経と陰経が同時には邪を受けない者・経過順調な者の意か）は、七日巨陽の病衰え、頭痛少しく愈ゆ。八日陽明の病衰え、身熱少しく愈ゆ。九日少陽の病衰え、耳聾微《すこ》し聞こゆ。十日太陽の病衰え、腹減じ故《もと》の如く、則ち飲食を思う。十一日少陰の病衰え、渇止み満ちず、舌乾き已《い》えて、嚔《はなひ》る。十二日厥陰の病衰え、嚢縦《の》び、少腹微く、大気下り、皆病去り已《い》ゆ」と。

傷寒の病は、初日から六日間順次に六経を侵し、七日から十二日の間に、六経の病が順次衰えて愈えるのである。

ところで、『傷寒論』第一〇四条に、「太陽病十余日過経、反って二三之を下すも、後四五日柴胡の証仍《な》お在る者は、先ず小柴胡湯を与う云々」とあり、第一〇六条に、「傷寒十三日過経、解せず、時に讝語するは、熱有るを以てなり、当に湯を以て之を下すべし」とある。

此処で、此の二つの条文の冒頭に、「過経」とある語句の意味を考えた。

『素問』は、傷寒という病は、初めの六日間は、病邪が陽と陰の六経絡を順次に侵し、七日目以後の六日間で、その六経絡の病が順次に衰え、十二日で病が皆已《い》（愈）えると論じているのである。

『傷寒論』では、十余日か十三日頃は、始め太陽病だった傷寒が陽明病に移転する事実を論じていて、その時に当たって、『素問』の十二日間に、病邪が六経を往復し、十二経絡を周《めぐ》ると、病が愈えるという論をつき合わせて、「過経」と言ったのであろう。

『素問』の原典『黄帝内経《だいけい》』は、前漢時代の成立であり、『傷寒論』はそれより、二、三百年後の、後漢時代の末期の成立である。医典を編纂した医師達が、既往の医説を穏々参考にしたであろうことは頷ける。

此のひとりごとの論稿を書いていていて、かつて、『傷寒論』中の経絡説に気付いたらしく、「従来大家の解説は誤りだ」と騒いだ人があった事を思い出した。

『傷寒論』の合病、併病

『傷寒論』をよく読むと、合病、併病に関して種々な指示をした条文が、かなり多いことがわかる。

陽明病篇冒頭の、宋本第一七八条、康平本第一八一条十三字詰は、次のような条文である。

「問《と》うて曰《いわ》く、病に太陽陽明有り、正陽陽明有り、少陽陽明有りとは何の謂《いい》ぞや。答えて曰く、太陽陽明は脾約する是なり。正陽陽明は胃家実する是なり。少陽陽明は汗を発し、小便已《おわ》りて胃中燥き煩し実し、大便難是なり」と。

此の条文は、『傷寒論』の本文ではなく、後人が『傷寒論』をなんとか了解しようとして追記した文章であるが、陽明病が単一な病態だけでなく、三陰三陽の他の病位との合病、併病もあることを論じたものであると考えられる。

条文の意味は、陽明病には、太陽陽明や、正陽陽明や、少陽陽明があるが、それは何か。それは、太陽陽明とは太陽病と陽明病の合、併病で脾約の状になる。正陽陽明とは純粋の陽明病で、胃（裏）の熱実証である。少陽陽明以下の文はよく分からないが、少陽病の症状と陽明病の症状が併存する病態・少陽と陽明の合、併病がある。少陽と陽明の併病は、柴胡湯の適応で、発汗吐下を禁じるのだが、それを誤って発汗したときの変証をのべたものかもしれない。
脾約《ひやく》というのは、康平本第二五一条の麻子仁丸篇で説明している、「脈浮（表証太陽病脈）濇、小便数、大便難（陽明病）」の症状である。

合病は、発病した時点で、二、三の病位の症状が併存している証である。

併病は、発病時の病位の症状がすっかり解消せずに一部残っているうちに、病邪の一部が他の病位へ移り、両方の病位の症状が併せて現れている証であるとされている。

合病の例は、康平本第三十二条の「太陽と陽明の合病、必ず自下利す。葛根湯之を主る」である。

これは、太陽病の症状である脈浮、頭項強痛、悪寒、発熱等と、陽明病の症状である腹満、腹痛等が同時に起きた場合である。

ただ、自下利（下剤をのまないのに下痢する）とあるのは、本来は、太陽病にも陽明病にもない症状だけれども、此の合病になると、太陽の邪によって表が塞がり（麻黄湯証の無汗）、陽明病の濈然として手足から出るべき汗が、出口を失い、裏に迫って下痢になるのだと考えられている。

臨床の実際では、胃腸型感冒などの発病初期で、悪寒、発熱、腹痛、下痢になり、脈浮緊のとき、葛根湯で速効がある。

併病の例は、康平本第百五十一条宋本一四六条の「傷寒六七日、発熱、微悪寒、支節煩疼、微

嘔、心下支結、外証未だ去らざる者は、柴胡桂枝湯之を主る」である。

傷寒が太陽病で始まった病気が、六七日経て少陽病に変わって、微悪寒、微嘔、心下支結などの少陽病の症状が出たその時、発熱、支節煩疼など太陽病の表証・外証がまだ残っているのが、太陽と少陽の併病で、この時は、太陽病の表証を解する桂枝湯と、少陽病の症状を治す小柴胡湯を合方にしたような柴胡桂枝湯を用いると、両病位の病症を同時に解消できるものである。

臨床の実際で、葛根湯を用いても、すっかり治らず、少し咳が出たりして、ぐずぐずし、胸脇苦満を表すような者に、柴胡桂枝湯が奏効する。

筍庵は、めったに風邪をひかない。ごく稀にひくと、首筋がひどく凝ったり、咽喉がひどく乾燥する異常感が起きたりする。その時点で、いちはやく葛根湯加蒼朮をのめば、すぐ治る。ぼけの故で、どうしたのかと考えながら、風邪と気づかないで数日経つと、少し咳と痰が出始める。それで風邪かと気がつく。

此の時は、もはや葛根湯だけではよくならない。そこで、葛根湯と小柴胡湯の合方をのむ。大抵、二、三日で治る。太陽と少陽の併病である。

電車のなか

筍庵は、昭和三十四年以来、自宅の診療所で週に三日、昭和三十二年以来、東京八重洲の金匱会診療所（元中将湯ビル診療所）で週二日、昭和五十八年以来、財団法人日本漢方医学研究所付属渋谷診療所で週一日、漢方の診療を担当している。

東京と渋谷へは、JRの電車に乗って行く。なるべく通勤ラッシュを避けて行くが、時には満員で押されながら立って行くこともある。

立っていても、辛くはないが、年齢の所為でふらつきが激しいので、手すりにつかまっている。すると時々、座席に坐っていた若い方が、手まねきして席を代ってくれる。そういう時、筍庵は、すぐに降りる時でも遠慮せずに、お礼を言って坐らせてもらう。人の親切は無にしないことにしているので。

電車の車両の前か後に、座席の背もたれが赤い色で目立つ三人席があることがある。うしろのガラスに、繪が画いてある。老人、ケガ人、子供らしいが良くは分らず、字で優先席と書いてある。

たまたま空席なら、筍庵もそこへ坐って前を見ている。すると面白いことがよくある。

白髪で充分高齢と見られる男女が、何となく小さくなって坐っていたり、当然のように、悠然と坐っていたり、中年の女性が、わきに荷物を置いて二人分の席をとっていたりする。

病人、ケガ人は余り見られない。偶に、杖を持った人が坐ることはある。

壮年の、ビジネスマンの様な男性が、急いで乗り込んで、平然と坐る。筍庵はおつかれ様と内心ささやく。

屈強な青年が、坐って寝ている。

剃り残しのひげを立て、肩までの長髪の青年が、悠然と乗って来て、優先席に坐り、本を出してひろげた。何げなくのぞいたら、マンガ雑誌だった。

でも嬉しいこともある。優先席に先に坐っていた若い男女が、押されて席の前に立った筍庵に「どうぞ」というしぐさで、急いで席を譲ってくれることもある。

日本人に優しさは、まだまだあります。

反鼻交感丹

浅田宗伯翁の処方集『勿誤薬室方凾口訣』に本朝経験、反鼻交感丹（料）という薬方が記載されている。

『方凾』（処方集）に、「知失心、及健忘。茯苓、莎草（香附子のこと）、反鼻、乾姜（方後の文略）」とある。

『方凾口訣』（解説書）に、「此の方は健忘甚しき者或いは発狂後放心して痴騃《ちがい》になる者又は痼鬱して心気怏々《おうおう》として楽しまざる者を治す。

牧野侯発狂後心気鬱塞語言する能わず殆ど癡《ち》人の如し。此方を服する一月余、一夜東台博覧会開館の煙火を見て始めて神気爽然平に復す。

其の他数人此方にて治す。反鼻揮発の功称賛すべし。」と記されてある。

以下は治験例とはいえず、唯の回想録だが、漢方薬のすごさを知ってもらおうと思って記録する。

五十年余り以前、東京医歯大精神科の研修生で、某病院へ派遣してもらった。

入院患者は殆んどが、今、統合失調症、以前精神分裂病といった患者達だった。

治療の目的で、患者を運動場に出して、日を浴びながら、体操や競技をさせた。その中で一人、運動場に出ないばかりか、終日、廊下の隅に坐っている青年がいた。昏迷型の患者だった。

何とかしてやろうと思って、丸薬専門の会社に頼んで、反鼻交感丹を丸薬にしてもらった。大塚、矢数先生の処方集の「茯苓五・〇　香附子三・〇　反鼻二・五　乾姜一・五」の割合で、五百g作ってもらった。

これを病院へ持って行き、病棟主任の看護師長に頼んで、患者にのませてもらった。朝昼夕三食後数gずつだった。

記憶さだかでないが、一ヵ月も経たないうちに、彼の患者が運動場へ出て、他の患者と交流するようになった。そして、一、二カ月後に退院して行った。その後のことは分らない。

昨年、金匱会診療所へ若い女性が母親に連れられて来院した。対人恐怖があって、家に引きこもっている。母親から、統合失調症で医療をうけているともいはれた。

半夏厚朴湯などを処方し、母親と同伴で、二、三週間毎に来院し、次第に顔つきが明るくなり、家庭での生活には問題がなくなった。

ほっとしていたところ、今年の早春、母親一人で来院し、患者が寝たきりになってしまったと言う。昏迷状態に悪化したらしい。これは困った。

そこで、薬局主任に協力してもらい、反鼻交感丹を使用しようと思った。

茯苓、香附子、乾姜を煎じた液に、反鼻の粉末を混和してのむようにした。念のため、反鼻を粉末にしてもらってなめてみた。しかし、臭いも味も殆どなく、のみにくくはないので安心した。二週間分投薬し、その二週間後、なんと患者が母親に伴われて来院した。顔つきも、殊更異状がない。やれやれと思った。

その後、反鼻交感丹料は、本人の希望もあって一日おきにのみ、一日おきに半夏厚朴湯などを交互に服用させた。

一月余り経て、反鼻交感丹料がのみにくいというので廃止した。

そして、一、二月後の数日前、母親と同伴で来院し、顔つき、挙惜、動作全く正常だった。すると母親に、「今年の秋十五日に結婚します」と言われた。筍庵は驚き、たまげたが嬉しかった。

難病、難症

最近、某漢方雑誌に某医大教授が、こんなコラムを寄せていた。

「以前、一般医療で治らない難症が、漢方医療でよく治った。だが近来、一般医療では治らない病気が漢方へ来て、漢方医療でも治らない。病気が一層むずかしくなったのか」というような意味だった。筍庵も、同様なことを感じている。そこで考えてみた。

今、漢方薬（エキス製剤）も、漢方の知識も、非常な普及をみた。日本東洋医学会の認定の漢方専門医が数千人いる。

一般医療で治らない病人も、少なくないだろうが、そういう患者は、巷《ちまた》の医師の漢方医療でよく治っているのだろう。実例もあるが今は省略する。

しかし、それでも治らない病人もあるのだろう。そういう、巷の漢方医療からも漏れた難症が、大学ならばと、頼りにして来るのだと思う。それを治してこそ、大学漢方のレベルの表示になるはずだ。と思う。

約一年半前から、こういう患者を診療している。

初診時、五十四歳の主婦。十八年前に皮膚細網組織球症が発病し、十年前からシェーグレーン症候群が併発し、一般医療で副腎皮質ホルモン剤、抗リウマチ剤、鎮痛剤等を授与されているが、苦痛の毎日を過ごしている。

肩、項、手指の疼痛、歩行すると膝が痛い。全身に掻痒がある。唾液も涙も殆んど出ない。強弱はあるが両手の指の関節全部に変形がある。

このような病気には、マニュアルも先人達の治験もない。今普及した、何病に何湯が効くという漢方の知見では治療できない。漢方の基本的な原則、「陰陽、虚実、表裏内外、気血水」に基づいて、治療方針を立て直さなければ治療ができない。

患者は、中肉中背、顔色灰白色、顔貌は人柄の故か甚だしい苦悶状はない。血圧一二〇／七〇、脈沈細、腹部は腹力が弱いが特別な腹証はない。ほぼ全身、特に躯幹の腹、背に皮疹がある。薄い紅斑に、陳旧化した個所や剥皮がみられる。

陰陽は錯雑、虚実は虚で且虚労、表裏は主に表証、気血水は気虚で、瘀血、水飲はない。

そこで、十全大補湯合桂枝加黄耆湯を処方した、局方原方の十全大補湯の方意になり、現行の十全補湯に大棗、生姜が加わったことになる。

更に、膝関節痛に対応して防已黄耆湯を合方したり、皮疹に対して荊芥、連翹を加えたりして用いた。

関節の変化は如何ともしがたく、整形外科で、片側の膝関節を人工関節にし、手指関節の甚だしい変形部位に固定手術をしたりしたが、漢方医療以後、生活条件は非常に改善した。各部位の痛みはなく、皮膚の痒みも余り感ぜず、シェーグレーン症候群による症状も、眼薬の使用でほぼ苦痛がないという。

此の論稿は、治験報告ではない。ひとりごとである。マニュアル漢方も否定しないが、基本原則を大切にしたい。

筍庵の日常

筍庵は今年、平成二十二年三月に八十六歳になった(本書が出来る頃昭和二十六年には九十歳)。自分では長生きしたと思う。ただこれは、丈夫で長持ちしたのではない。

幼少期は脆弱体質で、七、八年間難病を患い、生死の淵を往来した。幸、両親の看病と巡り遭えた大塚敬節先生の漢方のお蔭で健康になれた。以来、成人になってからは、健康を保つよう心がけている。一例である、一日の行動を書いておく。

朝は五時頃目が覚める。妻が起きる迄、半臥していて、六時ごろ起き上る。直ぐに上半身を柄付きのブラシで擦る。強度の乾布摩擦である。これでカゼを引かない。患者さんにも教えるが、やる人は少ない。やった人は、極度の胃腸虚弱でも、カゼは引かなくなる。古くて固くなったタオルで良いのだが。

その後、雨戸を開け、階下に下りて洗面し、お天道様とご先祖に、お水を供えて手を打って拝む。カシワデと言うが、意味は知らない。

患者さんの中に、良い人なのに自分や家族が次々と難病になる人がいる。聞いてみると大抵、その家には仏壇も神棚もない。守って下さる無形の力がないのである。筍庵は幼少期、順天堂の小児科と外科の部長に、「手遅れだから死にます」と父が引導を渡された時があったが、父の看病と祈りで死なずに済んだ。

食事は、三食ほぼ同時刻に食べる。朝は味噌汁と野菜と卵一ヶと御飯一膳。夕は少量の魚と野菜と少量の御飯にお酒を一合余り飲む。それで、朝高かった血圧が低くなる。食後のお茶は、半分ぐらい。その他の時間には、口渇（のどかわき）しなければ、湯茶をとることはない。今、一般には、水分をとりすぎだと思う。生体が水分を必要とする時のサインが口渇（のどかわき）なのだ。口渇が始終あるなら、それは病的で、五苓散や白虎湯の証である。

これが筍庵のほぼ一日のリズムである。壮年以後変わらないが、就寝の時刻が晩年になって次第に早くなった。

人体の諸機能は、自律神経が調節していてその二系統が、昼夜交代、四季交代で働いているという。

昼間は交感神経優位で、夜は副交感神経優位で、夕と朝に交代する。夏は交感神経優位で、冬は副交感神経優位で働き、春と秋が交代の季節だという。

この交代が、円滑に行われるのが健康状態であり、それには、一日の生活リズムがほぼ変りなく円滑に行われるのがよい。

毎年春先になると体調が悪くなる人がある。夜眠くならず、朝、目覚めが不快な人がある。いずれも、両神経の交代が円滑でない人である。自律神経失調症といわれる。

又、筍庵は、月に一、二回ゴルフへ行く。十八ホール約六kmを、棒振りをしつつ歩く。足が弱らないようにしている。筍庵の先師は、人も知る大医で、健康法にも熱心だったが、歩くことが殆んどなくて、八十歳で逝去された。

何れも筍庵は、自然体でやっている。書き落したが、三十年余り、毎日。十全大補湯煎剤を服んでいる。何日迄続けられるか分らないが。

煎じ薬は効いている

前にも書いたが、筍庵は丈夫で長もちしたのではない。ひとえに漢方、漢方薬のお蔭で、健康になり、此の年齢迄長生き出来たのだ。

今でも毎日煎じ薬を服用している。三十年以上になるだろう。少し加味をした十全大補湯である。

服用を始めたきっかけは、四十歳代の半ば頃、顔に結節性紅斑に似た湿疹が出た。その時、先師大塚敬節先生から、「お前のは虚労だから十全大補湯だ」と示唆を戴いたことである。苦労した湿疹が、それで短時日で治った。

以来ずっと、服用している。近年は血圧が高いので、それに対応する加味もしている。

毎日同じ煎じ薬を飲んでいて、不思議だが飲むと美味に感じる時と、何故か不味くて飲みにくい時がある。不味くても飲んでいる。すると何日か後には又、美味になる。

少し前のこと、所用で旅行をしたので、二、三日薬をよく飲まなかった。すると、何とも言えず身体が大儀になり、二階へ上るのがおっくうで、両手を使い、這うようにして階段を登った。どうしたのだろうと考えた。煎じ薬を作って飲んだ。二、三日したら、身体の大儀さを忘れていた。

煎じ薬が、「これ程効いていたんだな」とつくづく思った。

これも治験報告ではない。ひとりごとだ。

近年来院する病人は、例外なく難病、難症だ。

ある中年の女性は、数十年遷延しているエリテマトーデスで来院した。長年月、ステロイド剤を使用して、大腿骨骨頭が壊死になった。副作用である。それでも、外に治療法がないので、ステロイド剤の使用は継続されていた。

自覚症状も種々あるが、煩雑なので省略する。虚実間やや虚証で、疾病の性格上、虚労と判断し、十全大補湯を投与した。三月二十日初診である。

ところが、六月三日（約二カ月半後）薬が飲みにくい、不味いと訴えた。十全大補湯には四物湯が組み入れられているから、そういうこともあろうと考えて、四物湯を除いて四君子湯合桂枝湯に変えた。気を補い、陰陽を調和する目的である。

すると、六月二十六日（約三週間後）、手指が痛み、足に浮腫を生じたという。そこで、「貴方の病気には、此の煎じ薬が一番効くのですよ」と言って十全大補湯にもどした。

そして七月三日（一週間後）、手指の痛みも足の浮腫も、腹痛も腰痛も鎮まったといって来院した。

薬は効いていた。効いている時は、気づかない効きめが、症状が逆戻りして気がついたようだ。

飲みにくい時でも、筍庵は飲む。患者は、飲みにくいとすぐ止めたがる。漢方薬、煎じ薬への信頼感の違いだ。

同じ煎じ薬が、美味かったり不味かったり感じるのは、薬の故ではなく、飲む側の体調の故だろう。陰陽と、心身の調和がとれていない時、のみにくくなるのだろう。

脈の談議

はじめに

漢方の診察法は、四診、即ち望聞問切診で、そのうちの切診は、証の確定に必要且重要な情報を得る手段である。

切診には、脈診と腹診がある。何れも師について直に習うのが一番良いと思うが、独学でも今は良いテキストがある。ただ、腹診は、古医書の『腹証奇覧』以来、近来の解説書でかなり分かるが、脈診は微妙で分りずらい。

この欄を借りて長年の臨床で自得したことを、ひとりごととして残しておく、聞き逃してくれて結構だが。ただし筍庵の脈診は、湯液で、古方の範疇である。

脈の一覧

木村博昭翁の『傷寒論講義』（以下『講義』と略記）に、脈の一覧がある。それには、「傷寒論に記載された脈は二十六種なり」とある。これは、脈を論じた古典『脈経』には、二十四種の脈が述べられていることと少し違うし、配列も異なる点がある。

『脈経』に記載されていて、『講義』にない脈は、伏脈（第十条）、革脈（第十一条）、細脈（第十四条、此の脈は『講義』には小脈としてある）、軟脈（第十五条）であり、『講義』に記載があって『脈経』にない脈は、疾、大、小（この脈は『脈経』の細脈と同じ）、長、短、停、厥の脈である。

脈は多様であって、理解し難いものもあるが、以下、ほぼ『講義』の脈の一覧の順で、ひとりごとを言う。

浮の脈

患者が「かぜらしくて体調がわるい」とか、「何故か頭痛がするんです」とか言って来院する。「どれみせて下さい」と言って先ず脈をみる。脈は一般に、橈骨動脈の博動を触れてみる。示指（ひとさし指）、中指、無名脈（くすり指）の三指を揃え、中指の先を橈骨茎状突起の内側に当て、示指を先に、無名指を上方に当てて触診する。示指の当たる部位を寸口、中指の当たる部位を関上、無名指の当たる部位を尺中という。この寸、関、尺の部の様相を別々にみ分けることがあるが、『傷寒論』医療では一般に、三指全般で感じる脈状で証を判断する。

そこで先ず診た脈が「浮」であった。浮脈は軽按（触診指を脈の部に力を入れず、軽く触れた時）で触知する脈で、表在性で皮下の浅い部位に浮いている脈である。

浮脈と分れば、内心「やはり風邪だな」と思い、確認のため、「咽喉《のど》をみせて下さい」と言って口を開けてもらう。咽喉粘膜の発赤や扁桃の腫張が見られれば、「たしかに風邪ですね」と言える。

浮脈は、表熱証を示し、その病態を太陽病とする。表熱証は、体表の組織、関節を病邪（病原）が侵して病状を現している証で、眼で見える病態反応が咽喉炎の発赤であり、自覚症状は、悪寒、発熱、頭痛、項強（こわばり）、関節痛等である。

浮脈の強弱

浮脈で、触診指に少し力を入れて押さえると、直ぐ消えて触れなくなる脈が、浮弱の脈である。表熱虚証の脈で、桂枝湯証である。香蘇散も同様である。

『傷寒論』の第十五条に、「太陽の中風（かぜ等）、脈陽浮にして陰弱　陽浮（軽按で触れる）なる者は、熱自ら発し、陰弱（重按で弱）なる者は汗自《おのずから》出《い》ず。淅々《せきせき》として悪風（さむけ）し、翕々《きゅうきゅう》として発熱（体表に熱が集まる）し、鼻鳴、乾咽（からえずき）する者は桂枝湯之を主る」とあるのがその証である。

桂枝湯は、『傷寒』で最初に出ている薬方で、尾台榕堂が『類聚方広義』で、「蓋《けだし》経方の権輿《ごんよ》（はじまり）なり」と言っているが、臨床では、傷寒（急性発熱症）で表熱虚証はそれ程多くない。

脈を診《み》ると、浮脈で、触診指に力を入れて強く押さえても、脈が触れている強い脈は、浮緊の脈である。『傷寒論』第四十六条に、「太陽熱、脈浮緊、汗無く、発熱、身疼、八九日解せず、表証仍《なお》在り、中略、其の人発煩、目瞑、劇しき者は必ず衄す。衄せば乃ち愈ゆ。然るゆえんは陽気重なる故也。」とあり、麻黄湯の脈証である。麻黄湯証は、表熱実証である。

尚、麻黄湯の正証は、第三十五条に「太陽病、頭痛、発熱、身疼腰痛、骨節疼痛、悪風、汗無くして喘す」とある。

麻黄湯証も、熱発症の臨床では、そう多くなく、屡々みられるのは、葛根湯証である。

脈が浮で、やや強く按じても脈が消えない。臨床上やはり浮緊の脈である。

しかし、葛根湯証は、麻黄湯証より悪寒が強くなく、身疼腰痛、骨節疼痛がない。葛根湯の正証は、第三十一条の記載で、「太陽病、項背強ばること几々、汗無く、悪風」とあるが、腹証の記載がない。

桂枝湯証は自汗があるが、麻黄湯証と葛根湯証は無汗である。葛根湯を服薬すると発汗して解熱する。葛根湯で発汗しない者は、麻黄湯の服薬で発汗し解熱する。

葛根湯証は、桂枝湯証より表熱実証であるが、麻黄湯証よりは虚であり、いってみれば虚実間証である。

沈の脈

浮脈と対照的な脈が沈脈である。

「風邪を引いて、なかなか治らないんです」と患者が言って来る。

「どら診《み》せてください」と言って先ず脈をみる。三本の指を揃えて橈骨動脈の搏動部に触れる。

力を入れず軽く触れただけでは脈搏が分らない。少し力を入れて押さえると脈が触れた。沈の脈のである。博昭翁の『傷寒論講義』に「脈沈みて深在す」とある脈である。

感冒などの発熱証が、発病してから四五日乃至六七日経った頃の脈である。

念のために腹診をする。肋骨弓（季肋）直下の腹壁の一部に硬い個所があり、少し力を入れて圧迫すると、患者が痛くて苦しいとひびきを訴える。胸脇苦満という腹証（腹壁反射）である。此の病期になると、咳、痰、むな苦しさ等の呼吸器症状と、食欲不振、嘔気、舌白苔等の胃炎症状が併発して表れる。半表半裏証という、少陽病と規定される。

少陽病で最も屡々みられるのは、小柴胡湯証で、その正証は、『傷寒論』第九四条の「傷寒五六日中風、往来寒熱、胸脇苦満、黙々飲食を欲せず、心煩、喜嘔（嘔きけ）、中略、或いは欬す者」である。

小柴胡湯証の脈は、第一五三条に「傷寒五六日、頭汗出《い》で、微悪寒し、手足冷え、心下満、口食を欲せず、大便鞕く、脈細の者、中略、小柴胡湯を与うべし。設《もし》了々たらざる者（すっきりしない者）は、屎（便通）を得て解す」とあるが、臨床上は此の脈は余りみられない。

小柴胡湯で常にみられる脈は沈緊である。

少陽病篇二六九条に「本太陽病、解せず転じて少陽に入る者は、脇下鞕満し、乾嘔、食すこと能わず、往来寒熱し、尚未だ吐下せざるに（吐方、瀉下方を行っていないのに陰証のような）脈沈緊の者は、小柴胡湯を与う」とあるのがこれである。

小柴胡湯はよく奏効する。しかし風邪は、少陽病になる前に太陽病のうちに治したほうが早く治る。患者にそう言うと、「だって、私は電車で来るんです。遠くて直ぐには来られないから、そのうちに治るだろうと思っていたんです」とよく言われてしまう。漢方専門医のところへ来る患者は、近隣に住む人は少なく、発病初期の太陽病のときに来院できる人は少ない。

小柴胡湯は少陽病のやや実証、乃至虚実間証だから、対象例は多い。だが虚証には対応できない。

平素体質が虚弱で元気がない人は、風邪を引いて数日経つと頚から上に頭汗《ずかん》が出、何となく動悸がし、口が乾く。脈は沈で細い。胸脇苦満は微弱に触れる。此れは柴胡桂枝乾姜湯証である。第一五二条がその条文だが記載を省略する。臨床では参蘇飲もよく使はれる。

少陽病の柴胡桂枝乾姜湯の証も、臨床では確かに沈脈だが、『傷寒論』には明記されていない。此れらは何れも、陽証だが沈脈である。

陰証の沈脈

木村博昭翁の『傷寒論講義』には、沈（脈）は裏寒の脈にして、病陰位に在るの候なり」とある。風邪を引いて、体温が上がっても熱感がなく、寒けばかりし、蒼い顔をして水洟を出すのは陰証で、脈は沈で細である。

沈脈の指示は、第三十条に「少陰病、始め之を得て、反って発熱す（少陰病は悪寒だけのはずなのに、極く初期に稀に熱感のあることがある）、脈沈の者は麻黄細辛附子湯之を主る」とある。
いわゆる直中の少陰である。

筍庵の長男は、今医者でスポーツもやるが、幼少期は、親に似て体格小さく体質虚弱だった。今時に風邪を引くと、麻黄細辛附子湯や桂枝去芍薬加麻黄細辛附子湯をのんでいるらしい。

『傷寒論』の沈脈の表記は、他にもある。

第三二五条に「少陰病、脈沈の者は、急《いそ》ぎ之を温む、四逆湯に宜し。」とある。

第三〇八条には「少陰病、身体痛み、手足寒《ひ》え、骨節（関節）痛み、脈沈の者は、附子湯之を主る」とある。

少陰病は、裏又は表裏の寒証で、第二八四条に「少陰の病たる、脈微細、但寝《いねん》と欲するなり」とあるように、脈は沈で微細である。

※注、本論の条文番号は『康平傷寒論（康平本）』のもの。

数《さく》の脈と遅《ち》の脈

数《さく》の脈。木村博昭翁は、「数《さく》は、搏数《はくすう》の多きをいう。医者の一呼吸中に、病人の脈搏が六至以上なのを数とする。数は熱脈なり。又久病で数脈を現するのは凶候なり……」と記している。

脈をみると、患者さんが「はやいですか」と聞くことがある。漢方では、はやい脈は速脈で又違った意味がある。

医者は、指を患者の脈処に触れたら、心を鎮めて呼吸を正し、脈拍を数える。吸気呼気一息《そく》の間に、四拍の脈が触れるのが、正常の脈で平脈とする。一息五拍なら体温は約三八度Cで筍庵は数脈としている。一息に五拍と四拍が交互に触れるのは、一息四拍半で三七度C台であり、やや数としている。一息四拍の脈は、ほぼ一分間に七〇余とされている。

汗をかき、息を切らせて来た患者をすぐ診《み》ると、脈は数になっている。これは熱脈ではない。「坂道を急いで上がって来ましたね」と言い、なるべくは、しばらく休んでもらってから、診察するようにしている。

遅の脈。『傷寒論講義』には、「搏数《はくさく》の少なき者である。医者の一呼吸中に病人の脈搏三至以下を遅脈とする。遅は虚寒の脈である。又熱邪が内結し胃実腹満する、陽明病の脈でもある」とある。

『傷寒論』で脈遅は、次の条文にある。①少陰病篇第327条に「少陰病、飲食口に入れば則ち吐き、心中温々吐せんと欲するも復《また》吐する能わず。始め之を得て手足寒《ひ》え、脈弦遅の者は下すべからざるなり。脈弦遅の者は此れ胸中実す。当に吐すべし（中焦の胸中に寒飲が充実しているのだから瓜蒂散などで吐方すべきで、承気湯で下すべきではない）。後略…」と寒飲の脈がある。②又、厥陰病篇第336条に「傷寒、脈遅六七日、而《しか》るに反って黄芩湯を与えて其熱を散ず（脈遅は裏寒証なのに熱とみ誤って黄芩湯で熱をさまして誤治をした）。脈遅は寒となす。今黄芩湯を与えて復《また》（反って）其熱を除く。腹中応《まさ》に冷ゆべく、当に食す能わざらんに、今反って食すは、此れを除中と名づけ、必ず死す（誤治の戒め）。」と、裏寒の脈をのべている。

ところが『傷寒論』には、陽証にも遅脈がある場合の記述がある。③陽明病篇第238条に「陽明病、脈遅、汗出ずること多くも、微悪寒する者は、表未《いま》だ解せざるなり。汗を発すべし。桂枝湯に宜し（太陽と陽明の併病）」とあるのがこれだ。

雑病の遅脈、平常人の遅脈

以上は、『傷寒論』に記述された遅脈の意義である。その他に、雑病にも遅脈を現す病態がある。一息に三拍以下、一分間に五十拍以下の脈である。大抵は、心臓の異常である。房室ブロックなどに多い。

完全ブロックといわれ、一分間に四十至ほどの遅脈になった中年の女性に、やや虚証を対象に、茯苓甘草湯加竜骨牡蛎を用いて治癒したことがある。心臓、循環器病専門であったその人の甥が上京した折、「此の病気がその様に治るはずはない」と言って、薬の処方を指示して帰ったと言っていた。此の人は今、高齢になり、漢薬ものんでいない。

平常で健康な人にも、稀に遅脈のことがある。スポーツの選手などに多い。心臓の心搏力に余裕のある表現であろう。

緊の脈と弦の脈

緊の脈は、緊張のよい強い脈である。小柴胡湯証に、沈緊の脈がある。『傷寒論講義』には「緊張の強い脈なり。触れると纏束《てんさく》（まといたばねる）して緊《しま》りあり。邪気重きの候なり」とある。『脈経』には「しばしば縄を切《せつ》するがごとき状《かたち》す」ともあるが、よく分らない。

ようするに、強く押さえても消えない緊張のよい脈であろう。触診指に少し力を入れても消えないが、更に強く押さえれば消える。消えるのを筍庵はやや緊としている。何れも、虚証ではなく、虚実間乃至実証である。邪気重き候とは、よく分らない。

弦の脈も、緊張の強い脈である。『傷寒論講義』に、「弓弦を張りて之を按ずるが如く、抗抵の強き脈をいう」と『脈経』の論を引用し、そして、「緊と弦とは判別し難し」とものべている。

弦脈は、高血圧症でよくみられ、はじき反されるような強い脈である。体質的な虚証で、細い脈なのに高血圧にみられることがある。邪気重きは、むしろ弦脈ではないかと思う。

発想が飛躍する。『傷寒論』弁脈法第一章に、「凡そ陰病に陽脈をあらわす者は生き、陽病に陰脈を表す者は死す」とある。大塚敬節先生の教示に、「病状と脈証が相応しないのは危険の証《あか》しだ」ということがある。

筍庵の父は、心不全が死病だった。大分弱った頃大塚先生が見舞いに来られた。その時「山田、お父さんの脈をよくみておきな、危険期なのだよ」とおっしゃった。身体はすっかり弱っているのに、脈は強く触れた。弦か緊かの区別は分らなかった。父はその翌日逝去した。

大学医局からの派遣先の病院で、入院患者にも、似たような経験をした。

結の脈と代の脈

結脈は、『傷寒論講義』に、「脈が忽ち（急に）止りて復来《きた》る者で、三動に一止したり、五、七動に一止したり、十動二十動に一止とする者」とある。一般に結滞する脈をいう。平脈にも、遅脈にも出る。心臓の器質的又は機能的異常であろう。

自宅の医院へ、約四十年間続けて来院している慢性腎炎の、今初老の男性患者がいる。虚実間証で腹証に胸脇苦満があるので、小柴胡湯合五苓散（柴苓湯）を用い、初期は尿蛋白強陽性だったが、やがて微陽性になって経過している。その間に、針灸学校へ入って針灸師になり、故郷で針灸院を開いている。一、二年前、自覚的に心動悸を感じ、脈が結滞した。五、六搏に一止したり、三、四搏に一止したりする。そこで柴胡加竜骨牡蠣湯合五苓散にした。一年近く服んだら、脈が正常になり、自覚症が消えたので、又、柴苓湯にもどして今に至っている。

此の不整脈は、科学的には究明していないが。代脈は、『傷寒論講義』に、「結（脈）に似ているが少し異る。代は更代《こうたい》の意味で、平脈が急に軟弱に変ったり、急に数になったり、疎（遅？）

になったり、途断えたり復帰したりするのを名づけて代とする。」と記してある。要するに不整の脈をいうらしい。

一般に、一時途断えて、脱《ぬ》けるのを、脈の結滞というが、漢方の結と代はそれぞれに異る意味がある。

※注『傷寒論講義』木村博昭著。

実、洪、大の脈

『傷寒論講義』（木村博昭著）に、これらの脈を次のようにのべている。

実は、「血液が脈中の盈満（充満）して、其搏動来至で、脈管が常に膨張する様な者。故に多血の候である」と言う。実際には分らないが、臨床で何となく充実した脈がある。洪は、「洪水の洪である。脈が盛んで大なのをいう。洪脈は必ず浮、緊を帯びる。熱勢甚しき候である」と。陽明病、三陽の合病などの脈とされているが、経験がない。大は、「脈の形が大きいのをいう。洪と大は判別し難い」とある。洪大の脈というのもある。これらは、邪実の証でもあり、体質的にも実証である。

虚、弱、小、微の脈　伏脈

虚は、「脈に力がないものをいう。搏動来至で脈管に血が盈《み》たないようなものである」と言っている。弱は、「軟弱で力の無いものをいう。弱は沈細を帯びる。微と判断し難い」とある。

小は、「細脈（脈経にある）と同じ。脈が細くて、触ると毛髪か糸のようであるが、顕然として（たしかに）指に応じる。之は虚候の脈である」と言っている。

弱と虚は同じようであり、小は少し違うが何れも虚証の脈である。博昭翁は、小と細は同じと言うが、筍庵はレベルの差として区別している。

体格が中等度以上で、筋力も弱くない虚実間証に、沈小の脈は少なくない。

微は、「脈の形が細に似ていて、力が無くて殆んど絶えそうな者で、触れると有るが如く無きが如くである。微は、諸病において虚脱の状で、最悪の候である」と言っている。

伏脈。此れは『傷寒論講義』には記載がなく、脈経にある脈で「指を極く重く（力を入れて）按じると、骨に着いて乃ち得る」という、底深い奥にある、触れ難い脈で、すぐに逃げ隠れする感じである。

臨床上、微はもちろん虚証で、特に気虚の様相がして、甚だしく元気がない。伏は、気鬱の脈で、心身症、抑鬱症にある。

左右の脈に差があることがある。右が沈細、左が沈微など。筍庵は、気迷いの脈といっている。精神不安、気鬱、気の迷いがあって万事を決められず常に悩みのある人である。

但、そうでないこともある。初老の女性で長年のリウマチの為手指関節が皆変形している。左の脈は沈微、右の脈は殆んど触知できない伏脈ともいえる。長年のリウマチで、動脈が閉塞したものらしい。

『傷寒論講義』記載其の他の脈

緩脈は、「遅ならず、数ならず、中和平穏の脈である。平人無病の常脈である。諸病で緩脈の者は佳兆である」と記されている。何となく、安心感を覚える脈があるが、これであろうか。

滑脈と濇の脈

滑は、「浮の一種で、滑《なめら》かな脈である。成書に滑利円転して玉に触れる様だという」とあるが、成書が何か分らないけれど、『脈経』には「往来、すすみ、しりそぎ、流利するのが、展転替然（ころころ、くりくり）として数脈に似ている」とある。臨床で経験がない。

濇は、「滑と反対なり。渋脈と同じで、往来渋滞する者である。濇は気血但《とも》に虚す候である」としている。臨床で何となくひっかかる様な、不快な脈に会うがこれであろうか、経過がなかなか快方に向かわないようだ。

疾、「数脈の一種、触れると指頭を弾くような者だ。疾は盛熱の候である」となっているが、急性症を余りあつかわないので経験がない。

促、「速で迫《せま》ることである。脈の来る間隔が短縮することである。成書には、時に一至し、後に来るもの数なり。或は其の状、躄促急速、三五不斉なりとある。促は、表が解していない候である」と言っているが、『脈経』には「促の脈は去来が数で、一止してまた来る」となっていて、この成書も不明である。『脈経』に従えば、不整脈の一種らしい。

此の他、長脈、短脈、停、厥が記載されているが、よく分らないので略す。

私の漢方昭和史

平成二二年一一月二一日(日)、慶応大学薬学部芝共立キャンパスの講堂で、日本漢方協会第三〇回漢方学術大会が開催された。同協会は、今回創設四〇周年を迎え、主に薬剤師対象に漢方医学の指導を行い、多数の漢方薬剤師を育成してきた。

此の学術大会で、標題の講演をしたので、本誌の紙面を借りて、その要旨を再整理して書き残しておく。

昭和漢方復興の基点

昭和一〇年、漢方復興と普及を目的に、有志により偕行学苑《かいこうがくえん》が結成され、翌昭和一一年、第一回漢方医学講習会が拓殖大学の講堂を借りて開催された。実に我が国最初の漢方教育事業であった。時の講師は、大塚敬節、矢数道明、木村長久の三医師と、柳谷素霊針灸師、石原保秀書史学者達であった。此の内大塚は、湯本求眞門下の古方派、矢数は、森道伯門下の後世方一貫堂派、木村は、折衷派(古方と後世方の併用)浅田宗伯直門・木村博昭の嗣子であって、漢方三派が合流した実に最初の事業だった。此の時の講習会に、後に漢方界の柱名となった龍野一夫、相見三郎の医師が参加聴講していたと、筍庵は先師敬節先生から言い伝えられた。
翌昭和一二年から、拓殖大学漢方講座と改称された講習会は、毎年一週間余り開催され、昭和一九年の第八回講座で戦争の為中断した。此の時の講師は、医師の大塚、安西安周、小出寿、三上氏、針灸の柳谷、代田文誌、薬学の高橋眞太郎、浅野氏、栗原広三の諸氏に増員されていたが、矢数、木村の二氏は第二次大戦に出征していた。(『矢数道明著漢方略史年表』より)
敗戦後の昭和二四年に一旦此の講習会が復活し、第九回拓殖大学漢方講座が約一週間開設された。講師は、医師の龍野、大塚、矢数(大戦から無事帰還)、薬学の清水、針灸の柳谷の諸氏であった。此の講座に、筍庵は医学生の身分で参加聴講し以後今に至る恩恵を得た。

その後の漢方講習会

昭和三二年秋、東京・中央区日本橋通り三丁目に、中將湯ビル診療所が開設され、翌三三年春医療法人が認可され、我が国初の法人組織の漢方医療施設となった。

間もなく、診療のかたわら、漢方普及を目的に「漢方友の会」を設置した。友の会は、機関誌、月刊「活」の発行と、漢方講習会を毎年開催した。初期の講師は、診療所の医師が担当した。大塚敬節、藤平健、伊藤清夫、相見三郎、山田光胤と薬剤師の高橋国海に矢数道明医師が賛助された。

此の講習会も、戦後の漢方医学教育の事業として、当時、日本唯一であった。

昭和四七年、財団法人日本漢方医学研究所が厚生省から認可されたので、漢方友の会の事業を研究所に移管した。

当時はまだ、漢方講習会は、日本漢方医学研究所主催の講座が、東日本では唯一であったが、関西地区では、森田幸門、細野史郎医師達が中心になり、漢方講習会が漸次広がっていった。四〇年前に、日本漢方協会が、主に薬剤師対象の唯一の漢方教育事業として設置された。設立当初の講師は、(財)日本漢方医学研究所関係の医師が、主に委頼されて担当してきた。

最初に読んだ漢方書

筍庵は、目で見えない大きな力に導かれて第二次大戦後も生を得ている。

戦後、医学校へ入った。現代医学を学び、楽しくて学校は一日も休んだことがない。かたわら、大塚敬節先生の弟子になり、自宅では殆んどの時間漢方書を読んだ。

大塚先生著の『臨床鑑別皇漢医学要訣』は、当時は難解だったし、父が読んで戦時中防空壕に保管した為、すぐ痛んで読めなくなった。よく読んだのは父が求めてくれた南山堂発行の『漢方診療の実際』だった。此の書は、初版が昭和一六年一〇月発行で、私のは昭和一七年六月発行の第2版だった。既に大戦中で、紙質が悪く、すぐ傷みだしたので、大事に大事に読んだ。

漢方診療の実際の業績

『漢方診療の実際』は、大塚敬節、矢数道明、木村長久の三医師と薬学者清水藤太郎各氏四人の共著である。此の書には、大変意義のある特徴がある。一は、現代語で書かれた最初の漢方解説書であること。二は、漢方の古方と後世方が、一体となり、融合して解説されていること。三は、漢方の本質の解説と共に、現代医学の病名に対しての、漢方処方剤の使い分け方、漢方処方剤の対応の仕方、いわば病名漢方の解説をしていることである。

これらの要素は、現今では当然の事で、何ら疑問も出ないと思はれるが、此の書の発行当時に於ては、驚くべき、画期的なことであった。

共著者大塚は、古方派の湯本求眞の弟子で継承者である。湯本は、明治期に漢方消滅を救った医師・和田啓十郎の弟子で、大正期に著書『皇漢医学三巻』を以て古方漢方を復元復活した医師である。

矢数は、大正期に活躍した漢方医、一貫堂森道伯の弟子である。森の漢方は、後世方の一派であった。

木村は、明治期迄活躍した折衷派浅田宗伯の直門、木村博昭の嗣子である。折衷派とは、浅田宗伯が、初め吉益東洞の流れを汲む古方を修め、後に後世方を併用したのでそう言われている。

これら三流派は、従来合同することはなかったが、昭和初期に三人の医師の融和により、拓殖大学漢方講座を開き、その講義成果を一書にしたのが『漢方診療の実際』であった。

西洋医学と漢方は、態形の異る医療で、互いに融合することはなかった。此の書が始めて両医学の医療を合わせたのである。

現今、メーカー各社の漢方製剤は、古方、後世方、本朝経験方に基く処方剤が、殊更の区別なく揃えられている。又、説明書には、現代医学の病名、病症への対応が書かれている。現今の人達が何らの疑問も持たなくなった漢方の姿は、此の書から始まった。

『漢方診療の実際』は、戦後、昭和二九年に改訂出版されたあと絶版になった。しかし、更に昭和四四年、大改訂して『漢方診療医典』となって今に至っている。

昭和二九年の改訂版以来、共著者から木村長久の名がない。先生が第二次大戦で戦死されてしまったからで、感無量である。

中將湯ビル診療所

第二次大戦の終戦後、昭和三二年秋、中將湯で知られた漢方製剤（煎薬）の販売元・津村順天堂社長津村重舎氏の委頼を受け、医師大塚敬節先生が漢方専門の診療所を、東京日本橋通三丁目交差点の中將湯ビル内に設置し、翌昭和三三年春、医療法人になり、日本初の法人組織の漢方診療施設、医療法人金匱会中將湯ビル診療所（現金匱会診療所）となった。

初期の診療担当は、大塚敬節、藤平健、相見三郎、伊藤清夫、吉村得二の各医師という錚々たる陣容であった中に、若輩の筍庵を加えて頂いた。吉村先生は、山口県在住だったが、大塚先生の懇請で上京された世に隠れた名医であった。筍庵は、吉村先生から、種々の秘伝を頂いた。先生は高齢であったので、二年余り後に逝去されてしまった。その後医師団に加われた小出彌生先生は、前出の小出寿先生の夫人で、百才迄診療されて有名になった。

日本東洋医学会事務所

日本東洋医学会は、昭和二五年創立以来、千葉医大（現千葉大医学部）眼科教室に本部を置いて会務を行っていたが、昭和三三年、中將湯ビル診療所内に改めて事務所を設置して会務を行うようにした。診療所薬局長高橋国海氏が事務局長を兼務し、学会委員とされた筍庵が庶務を担当した。以後、昭和六〇年に中將湯ビルが解体される迄、医学会事務所は同ビルの診療所薬局内に、後に診療所のスペースが拡がってからは隣接の部屋に置かれた。

医学会の理事会は、毎月診療所内で夕刻開かれた。二つの診察室の境の仕切りを取り拂って広くし、有りあいの椅子と机を並べて会議をした。大塚先生をはじめ、千葉から藤平、伊藤、長浜善夫、小倉重成、横浜から石原明の各先生、東京の矢数道明先生達が集まって来られ、会議が終ると藤平、小倉両先生が持参の一升ビンを開けて冷酒を飲み合ったりした。筍庵も昭和三四年以後理事に加えられた。

漢方友の会

昭和三四年、中將湯ビル診療所内に、大塚先生達の意向で、漢方普及を目的に「漢方友の会」が設置され、機関誌月間「活」の発行と、毎年、漢方医学講習会を開催することになった。講師は主に中將湯ビル診療所の医師団と知遇の専門医師に委頼して担当した。此の漢方医学講座は、戦前の拓殖大学漢方医学講座以来、戦後最初で唯一の漢方医学講習会であった。昭和四七年、診療所の医師団が中心となり、財団法人日本漢方医学研究所が厚生省から認可され、偕行学苑の後身ともいえる東亜医学協会から、多量の漢方古医書の寄贈を受け、漢方医学の将来への希望が湧き、事業として、漢方友の会の「活」発行と、漢方医学講習会の実施を継承した。初代の理事長を、元厚生次官、アユルベーダの研究者木村忠二郎氏に委頼した。此の研究所には、自前の建物がなく、事務所は、一時、中將湯ビル診療所内に置いたが、ほどなく、診療所のスペースを拡げられることになったので、隣接の部屋に事務所を設置し自前の事務員の雇用もできた。尚、研究所事務室に、日本東洋医学会事務所を同居し、事務を兼務させた。此の、医学会と研究所の事務所の同居は、昭和六〇年、ビルの解体まで続いた。

日本漢方協会

昭和五〇年代の初め頃、主に薬剤師対象の漢方医学講習会が企画され、頭書の日本漢方協会が成立した。初期以来、講座の講師として主に日本漢方医学研究所関係の専門医師が、委頼をうけて担当した。

同協会は、平成二十二年、四〇周年を迎え、会員の研究発表の学術大会が三〇回になった。

方技の継承

記載は前後するが、ひとりごとに残しておきたいことを書く。

往古、方技とは、医術、医療を表すことばだった。だがここにいうのは、漢方の学と実技のことである。

伝来の方技、明治を経ての継承

明治期、時の政府の方針で、医学は西洋医学に限られ、漢方は消滅の途を辿った。ただ、僅かにひとすじの伝統が残った。折衷派浅田流である。その流れは浅田宗伯に始まる。

浅田翁は江戸末期迄伝来した吉益東洞の流れの古方を先ず修め、後に後世方を併せたので折衷派といわれる。明治二七年迄存生して活躍し門人も多数養成した。

大正期に著名な門下が三人残された。東京の木村博昭、京都の新妻荘吾郎、大阪の中野康章である。東京と大阪は後継者が絶えたが、京都派は、荘吾郎翁の嗣子良輔氏に、医師細野史郎氏が昭和期に門下となり、浅田流漢方の方技を継承した。今も、細野診療所の一門に伝えられている。

大正期の復活と継承

明治末期、消滅寸前の漢方の伝統を守った恩人は、和田啓十郎翁である。その著書『医界の鉄椎』を読んで発奮し、門下になって自ら古医書に基づいて古方漢方を研究し、『皇漢医学三巻』を著して、漢方を復元、復活したのは、医師湯本求眞翁である。大正期であった。

昭和初期、大塚敬節先生が故地高知を出て上京し、湯本先生の弟子になって方技を継承し、後、漢方復興運動の中心になられた。大塚直門には、故人になったが相見三郎、嗣子恭男、岡野正憲、藤井美樹の諸氏、現存の大家寺師睦宗、松田邦夫の諸氏がいる。

昭和の復活と継承

大正期に活躍した漢方医に森道伯翁があった。多数の弟子が育った中に、矢数格、道明、有道の三兄弟がある。道伯翁の漢方一貫堂は、特異な後世方であったが、矢数兄弟は、正統的後世方を研究して復元した。昭和の復活である。矢数道明先生は大塚先生の漢方復興運動に、終生協力され、名コンビといわれた。

後世方は、道明先生の後継者に伝えられている。

大学中心の復興

第二次大戦の戦前、戦後にわたり、医科大学を中心に漢方を復興したグループがある。

戦前既に、藤平健、長浜善夫氏達学生が、千葉医大内で漢方医学研究会を結成した。戦後、昭和二二年、軍隊から帰還した藤平氏達が、同窓の伊藤清夫、小倉重成氏等と計り、先輩の和田正系氏（和田啓十郎翁の嗣子）達の協力を得、古方派の奥田謙蔵先生（医師）の指導を受けつつ、大学内に漢方医学自由講座を設け、大学内外の研究者を育成した。今、このグループには、多数の漢方医学者、臨床医が関与している。

現今に思う

平成の今、日本東洋医学会は、驚くほど会員が増加し、学会認定の漢方専門医が数千人になったという。雲湧き上る程の盛況である。喜ばしい限りだ。だが、方技の師伝を得た専門医はどれ程か不明。実技の継承はどうなるだろうか。

黄連解毒湯の来歴

黄連解毒湯は、古方の常用薬方である。

出典は、『外台秘要方』であり、典據は、第一巻、傷寒の部、崔氏方十五首の中の一処方である。その条文が面白い。ここに訳解して記載しておく。

「劉車という武官（前軍督護）が、時疾（季節的流行病）に羅った。発汗法により三日後緩解した。すると喜んで大飲酒をした。ところが病が復し（ぶり返し）、激しい煩悶をして苦しんだ。乾咽、口燥、呻吟（うなる）し、錯語（意味不明の言語）し、安臥できず錯乱状態になった。

余（崔氏）は考え、黄連解毒湯を作って投与した。

黄連三両、黄芩、黄柏各二両、梔子十四枚の四味を、水六升で煮て二升に煮つめ、二服に分けて服用させた。

すると一服で目が明らかになり、再服で粥を食べ、漸次回復した。

この他にも治験がある。高熱、煩、嘔、呻吟、錯語、不眠のあるものに皆よく効いた。

これを伝聞した多くの人も、本方を用いたところ、熱性障害に効き、それればかりでないし、必ずしも大飲酒でなくても、本方五日で治っている」とある。

此の黄連解毒湯に、よく似た薬方が『金匱要略』にある。驚悸吐衄下血胸満瘀血病篇の瀉心湯である。

「心気不足、吐血、衄血は瀉心湯之を主《つかさど》る。大黄二両、黄連、黄芩各一両、右三味、水三升を以て煮て一升を取り、之を頓服す」である。

黄連解毒湯と瀉心湯とが、関連があったのか否かは分からない。だが、現今の黄連解毒湯の運用法は、両薬方の目標を兼ね、それにプラスアルファとして行っている。それを、概観してみる。
一、諸種出血の止血。二、諸種精神神経症状。三、興奮鎮静。四、不眠、そのほかに。五、胃炎（苦味健胃剤に近類）等。
筍庵は本方を、虚実間証乃至実証に用い、右の疾患のほか、紅斑が主で赤味の強いアトピー性皮膚炎などに、桂枝加黄耆湯合黄連解毒湯として用いている。

また、原典の記述を参考にして、統合失調症に用いる。現在、数人が、本方を持続服用して全く普通の生活をしている。

日本漢方・本朝経験方の談

はじめに

今、日本漢方は、古方と後世方を融通無礙に、巧みに使いこなしている。その上更に、本朝経験方という薬方がある。まことに便利なことである。中国にも韓国にも、これらはない。

改めてのべることになるが、古方は中国後漢時代に成立した『傷寒論』『金匱要略』の処方と方法論を基本にし、一部唐時代の『千金方』『外台秘要方』の処方を採択した医療である。後世方は、中国の宋より明までの時代の医療を、日本流に再編した医療で、殊に宋の『和剤局方』と明の『万病回春』の影響と恩恵を受けている。

本朝経験方は、主に江戸時代以降の先哲がその臨床経験に基づいて創案した処方の伝承である。江戸期以来大正時代迄、交流のなかった古方派と後世派の医師が、昭和初期に初めて合同して、今の日本漢方の基礎を作られた。本朝経験方も、その時から一般に用いられるようになった。

本朝経験方は、処方数としては余り多くはない。けれどもすべてが、臨床上便利である。此の欄を借りて、本朝経験方の経験談を記録しておこうと思う。

一、乙字湯《おつじとう》

原南陽の創方で『叢桂亭医事小言』にある。

〔構成〕大黄、柴胡、升麻、甘草、黄芩、当帰

〔使用目標〕虚実間証に、ときとして実証にも用いられる。

痔の疼痛、痔の軽度出血、軽度の脱肛、陰部の瘙痒、疼痛。

〔応用〕痔核、裂肛、軽度脱肛、肛門周囲炎、便秘症、陰部瘙痒症。

〔注のコメント〕構成によれば柴胡剤を思はせるが、『傷寒論』の諸柴胡湯とは関係がない。南陽翁の独創である。

痔の疾患に広く応用され、便利な薬方だ。

痔核は、軽症だと消失するらしい。患者から聞いた。中等度以上では、症状は改善するが、核自体の消失はない。

痔の出血が軽度ならば、本方で好くなるが、出血多量のときは、黄連解毒湯や芎帰膠艾湯を用いるとよい。

痔の疼痛が激しいものは、麻杏甘石湯で軽快する。その後、本方を用いると治癒に至る。自家経験がある。

麻杏甘石湯の応用は、古矢知白の『古家方則』に記載がある。それを、大塚敬節先生が発見された口訣である。

乙字湯は、大黄が配合される薬方なので、極虚証には用い難い。その場合は、補中益気湯にするとよい。

乙字湯は、エキス剤があるので便利である。

二、桂《けい》枝《し》加《か》朮《じゅつ》附《ぶ》湯《とう》

『傷寒論』の桂枝加附子湯を基にした、吉益東洞の応用で『方機』に記述された。尾台榕堂の『類聚方広義』の頭註にもある。

〔構成〕桂枝、芍薬、大棗、甘草、生姜、附子、朮
〔使用目標〕やや虚証で、手足が冷え易いものに用いる。

　四肢の関節痛、筋肉痛、腫脹、麻痺、しびれ感。

〔応用〕関節リウマチ、関節炎、変形性膝関節症、脊椎症、諸種神経痛、痛風、片麻痺。

〔注のコメント〕冒頭に記した通り、本方は吉益東洞の発案である。これに、動悸、めまい、尿量減少などを伴なうものには、更に茯苓を加えて桂枝加苓朮附湯とするのも、東洞翁の口訣である。

　尾台榕堂翁の『類聚方広義』の頭註に、東洞翁の説を引用して、「中風偏枯（脳卒中の片麻痺）、痿躄《いへき》（下肢麻痺）、痛風（関節炎）を治す」とある。

　脳卒中の麻痺には、一般に『千金方』の続命湯が先ず用いられる。筍庵の治験もあるが、

桂枝加朮附湯の治験は筍庵はない。

ただ、小児期にポリオに罹患して、片腕が麻痺し、自力で挙上できず他側の健側で持ち上げなければならなかった女子大学生に、桂枝加朮附湯を用い、しばらく服用したら、自力で腕を挙上出来るようになった。郷里から、祖母という人が、喜んでお礼に上京して来たことがあった。

話が飛ぶけれど、変形性膝関節症の痛みに、防己黄耆湯が効くことを、創案されたのは、大塚敬節先生で、先生は更に、実証には麻黄を加えるとよいと口訣を残された。

筍庵は、エキス剤の応用で、実証には防己黄耆湯に越婢加朮湯を兼用し、湯液では両薬方の合方を用いる。虚証には、防己黄耆湯合桂枝加朮附湯として、良い治験がある。

桂枝加朮附湯はエキス剤がある。

三、桂枝《けいし》五《ご》物湯《もつとう》と『金匱』の黄耆桂枝五物湯

桂枝五物湯は吉益東洞の創方

〔構成〕桂枝、茯苓、桔梗、黄芩、地黄

〔使用目標〕虚実間乃至実証に用いる。歯痛、歯肉痛、口腔粘膜の腫脹疼痛。

〔応用〕むし歯の痛み、歯肉炎、口内炎。

〔注のコメント〕本方は、漢方専門の医師の間では広く知られている。

このようになったのは、故石原明氏の発表以後である。

筍庵にも治験がある。ところが、本方には地黄が配剤されているためか、胃腸虚弱の虚証の人には、胃をそこないぐあいが悪い。

そこである時考えた。『金匱要略』に黄耆桂枝五物湯がある。よく似た処方名だが内容は異り、黄耆、芍薬、桂枝、生姜、大棗で地黄がない。

元来、血痺虚労病の処方で、「寸口関上微尺中小緊（脈）外証・身体不仁、風痺の状の如し（しびれ）」を主るのである。

これをこころみに、口腔内の痛みに用いてみた。先ず、自分で試用した。歯が弱くて、歯痛や歯肉痛が度々起るので。結果は上々。

以来長年、胃腸虚弱・虚証の歯痛、歯肉痛、口内炎、咽喉炎舌縁痛に用いている。少量ずつ含嗽しながら何回も飲むとよく効く。

桂枝五物湯も黄耆桂枝五物湯も、エキス剤はない。

四、柴《さい》芍《しゃく》六《りつ》君《くん》子《し》湯《とう》

創案者不詳

〔構成〕人参、朮、茯苓、半夏、陳皮、生姜、大棗、甘草、柴胡、芍薬。

〔使用目標〕比較的虚証に用いる。

六君子湯証に準じ、多くは痩せ型で、貧血ぎみ。心下部（胃部）の停滞感～不消化感、食欲不振、痩せなどを訴える。脈や腹壁は軟弱、しばしば胃内停水を認める。加えて、季肋下の軽度の抵抗・圧痛（胸脇苦満）を認め、時として腹直筋の軽度の緊張（腹皮拘急）を伴うもの。

〔応用〕胃炎、機能性胃腸症（胃アトニー、胃下垂症）、慢性胆嚢炎、胆石症、慢性膵炎、神経症。

〔注のコメント〕本方は創案者不明だが、浅田の『勿誤薬室方函』にある。六君子湯に柴胡と芍薬を加えた柴胡剤で、六君子湯は後世方だが、古方の臭いがする処方だ。

柴胡剤としての虚実は、小柴胡湯より虚で、柴胡姜桂湯より実と考える。

発熱症（傷寒）に用いた経験はないが、雑病には繁用している。柴胡桂枝湯証より虚証で、脾胃虚と軽度の水飲（水毒）が加わった証とでもいえようか。

肝疾患は、実証には大柴胡湯、それよりやや虚に四逆散、虚実間証には小柴胡湯、次いで柴胡桂枝湯を用い、比較的虚証に本方を用いる。更に虚証なら補中益気湯、加味逍遙散とする。時には勝手連で、柴芍四君子湯ということをやる。これで、無難な生活を送っている患者が少なからずいる。

神経症の類は胸脇苦満を呈する者が多い。実証なら柴胡加竜骨牡蛎湯である。それよりやや虚の虚実間証には柴胡桂枝湯を用いる。相見三郎先生の考案である。更に虚の比較的虚証に、篙庵は、柴芍六君子湯加竜骨牡蛎という勝手連をやる。遂の虚証には加味逍遙散である。かつて、加味逍遙散を用いられた男性が、「なんで女性の薬をおれに使うんだ」と怒ったという話を聞いた。そういう患者がこの処方の証なのだが。

ついでながら、柴胡剤の適応症（証）には、必ず腹証に胸脇苦満がある。それが、実証だと顕著に現れるので分かり易い。ところが虚証ではこの腹壁反射も微弱、微妙になる。柴胡桂枝乾姜湯、加味逍遙散、補中益気湯等の証がそうである。柴芍六君子湯はその中間にある。

エキス剤はない。

五、十味敗毒湯《じゅうみはいどくとう》

華岡青洲の創方。

浅田宗伯の『勿誤薬室方函口訣』に、「此方は青洲の荊防敗毒散を取捨したる者」とあるが、出典は不詳。

〔組成〕柴胡、樸樕、桔梗、生姜、川芎、茯苓、独活、防風、甘草、荊芥。

現方の樸樕は、原方は桜皮で、現今は煎剤だが原方は散剤だった。

〔使用目標〕虚実間証を中心に、広く用いられる。

亜急性乃至慢性の、皮膚粘膜の諸病変。発疹、炎症、化膿、リンパ節腫脹等。

柴胡剤であり、腹証に胸脇苦満があってもよいが、筍庵は確認していない。

〔応用〕癤、疔、フルンクロージズ、節炎、リンパ節炎、アレルギー性結膜炎、麦粒腫、鼻炎、副鼻腔炎、蕁麻疹、湿疹、水虫等。

〔注のコメント〕本方を、石原明博士は、『寿世保元』の人参敗毒散や、『万病回春』の荊防敗毒散などを参考にした、華岡青洲の創案といはれた。

現今ほど抗生物質がなかった時代には、同様の効果が期待されて多用された。柴胡剤の一種なので、炎症初期には用いられない。いわば少陽病の時期である。初期には葛根湯などが適応するから。

足の水虫が炎症化膿し、発熱した女性に、葛根湯を三・四日用いて解熱した後、十味敗毒湯を服用させ、水虫が治癒した治験がある。

皮膚疾患では、蕁麻疹で、細かい斑点が多発するような型によく効いた。アトピー性皮膚炎には、余り経験がない。むしろ桂枝加黄耆湯の加味方を多用している。

十味敗毒湯は、エキス剤がある。

六、七物降下湯《しちもつこうかとう》

大塚敬節創方。

〔構成〕当帰、川芎、芍薬、地黄、黄耆、黄柏、釣藤。

〔使用目標〕虚証だが胃腸健全のものに用いる。

血圧亢進し、息切れ、頭痛を伴うもの。腎不全の傾向で、尿蛋白陽性のもの等に応用する。

〔応用〕本態性高血圧、腎性高血圧、慢性腎炎。

〔注のコメント〕大塚敬節先生は、第二次大戦の東京大空襲二回目に、東京旧牛込区（現新宿区）の自宅医院を焼失させられた。

戦後、十年余り、杉並区の端の借家に假住居され、狭い医院で漢方の開業をされていた。その間、体調を崩され、血圧が亢進した。

ちょうどその頃、筍庵が医師になったので、先生の診療の手助けをした。先生が体調を回復されて、新宿区に住居と医院を新築される迄、満三年間だった。

先生は、体調回善をはかって、種々漢方薬を服用されていた。八味丸の丸薬も、長い間朝夕服用されていた。

或時、こういわれた。「血虚と思はれる体調不良だから、四物湯が良いと考え、それに血圧を下げる為に釣藤と黄耆を加え、四物湯の胃への負担を和らげるようにと、苦味健胃剤のつもりで黄柏を加えた。この四物湯加釣藤黄耆黄柏にしたところ、大変具合が良い」と。

先生はこのことを、著名な医師の馬場辰二博士に話しされたという。すると馬場先生が感心されて、「それは七物降下湯と名をつけるとよいでしょう」と言われたと、その数日後に筍庵はお聞きした。以後、此の方剤は、此の名前になった。

先生はその後、漸次お元気になられ、新居に移転し、その後の活躍をなされた。

七物降下湯は、エキス剤がある。

七、治頭瘡一方《じずそういっぽう》

香川修庵創方とされる。出典不詳。浅田の方函には一名大芎黄湯。福井家方黄芩有、紅花蒼朮無とある。

〔組成〕忍冬、紅花、連翹、荊芥、朮、防風、川芎、大黄、甘草。

〔使用目標〕比較的実証乃至虚実間証に用いられる。

　主に頭部、顔面に生じた、発疹、炎症、化膿症で発赤、丘疹、結痂、軽度の漿液分泌、をみとめ、瘙痒を伴なう病症。小児に多用され、成人にも用いられる。

〔応用〕化膿性腫物、頭部湿疹、小児脂漏性湿疹（かつて多かったが現今は余りみられない）、小児アトピー性皮膚炎。

〔注のコメント〕昭和二十年代の末期、大塚先生の診療助手をしたが、休診日の火曜と一、二日休みをいただき、現代医学の研修に、新宿の鉄道病院理治科へ数年間通った。余談ながら、筍庵が休む日は、薬剤師の妻が、調剤と家事を手伝いに行った。

　病院での或日、皮膚科、副医長の先生から相談をうけた。「頭部フルンクロージスで、種々治療したが治らない。漢方に良い薬はありませぬか」と。まだ、抗生物質が今ほど普及していない頃だった。

患者をみせてもらうと、中肉、中背、壮年の男子で、頭部に化膿した癤腫が多発していた。頭部の瘡腫だから、治頭瘡一方がよいだろうと考えて、処方を書いて渡し、近辺の漢方薬店を教えておいた。

しばらく経った或日、廊下で副医長先生にお会いした。すると、「あの患者さん、すっかり好くなりました。有難うございました」と謝辞を受けた。

八、治打撲一方《じだぼくいっぽう》

香川修庵の創方という。出典は不詳。

〔組成〕川骨、樸樕、川芎、桂枝、大黄、丁香、甘草。

〔使用目標〕虚実間証を中心に、比較的広く用いられるが、甚しい虚証には大黄が配合されているので不適当であろう。

打撲、捻挫などによる筋肉、軟部組織の疼痛、腫脹、筋肉・関節の運動障害等。

〔応用〕打撲、捻挫、骨折の補助治療法。

〔注のコメント〕香川修庵翁の独創である。翁の多能につくづく感服させられる。本剤はエキス剤もある。

筍庵は時折、多分老化の由の関節変形と思われるが、足趾関節や膝関節の痛みを生じ、起居が不自由になる。その折は、防已黄耆湯のエキス剤を、朝夕に飲む。数日で鎮痛する。ところがその後、下腿の筋肉がどこかが痛くなる。関節症なのに、不自然な歩行をした為と思はれる。その時、治打撲一方のエキス剤を、朝夕飲む。これで二、三日後に、筋肉痛も解消する。

長生きしたので老化もしたが、漢方のおかげでいろいろな経験をした。

九、小《しょう》柴《さい》胡《こ》湯《とう》加《か》桔《き》梗《きょう》石《せっ》膏《こう》

創案者は特定できないが、コメントを参照されたい。

〔使用目標〕虚実間証に用いられる。

感冒などの発熱を伴なう急性症で、初期の葛根湯証などが二～四日程度経過した後、咳、痰が出るように変わり、熱型が初期の発熱悪寒から、劇症だと往来寒熱だが、一般には微熱の遷延になる。

この時、食欲不振、軽度の悪心、嘔吐、舌白苔等胃炎が併発した症状も伴なう。

このときは小柴胡湯の証である。その際特に、咽喉、鼻腔、外・中耳の粘膜に顕著な炎症が起きていて、咽喉痛が顕著なときは、小柴胡湯に桔梗、石膏を加えて投与すると、種々な症状と共に、咽喉痛や耳鼻の症状も快くなる。

〔応用〕感冒、流感、気管支炎、麻疹、咽喉頭炎、扁桃炎、鼻炎、外・中耳炎等。

〔注のコメント〕桔梗、石膏は、口腔・咽咽頭等の炎症々状に顕著な消炎効果を呈する。これを少陽病期に応用した薬方である。

此の薬方は、エキス剤もあり、比較的近代の慣用方である。

創案者は特定し難いが、大塚敬節先生がよく用いられたので、筍庵もそれに倣っている。先生の著書『症候による漢方治療の実際』（一九六三）に葛根湯加桔梗石膏の記載がある。本方の根拠がここにあるのではないか。

十、葛根湯加川芎辛夷

大塚敬節創方。

〔組成〕葛根、麻黄、桂枝、芍薬、甘草、大棗、生姜、川芎、辛夷。

〔使用目標〕虚実間証を中心に実証にも用いられる。

急性、慢性何れでも、鼻閉、鼻漏、後鼻漏等を呈すもの。鼻漏は、水様性乃至粘稠、或いは軽度膿性でもよい。

腹力中程度で、腹証として大塚の臍痛点を認めることが多い。

項背の強《こわ》ばり、肩凝《こ》り、頭痛、頭重等を伴うこともある。

〔応用〕急性・慢性鼻炎、副鼻腔炎、肥厚性鼻炎、アレルギー性鼻炎、花粉症等。

〔注のコメント〕本方は、大塚敬節先生が、浅田宗伯翁の葛根湯加大黄辛夷を参考にして、下痢になって大黄が飲めない場合にも使えるように工夫され、第二次大戦後、早い時期から応用された。筍庵は、昭和二十年代末期に、先生の診療助手をしながら、この手法を見習って以後多用した。何時の間にかこれが普及して、エキス剤も作られた。

大塚先生が本方を公表されたのは、昭和三十八年（一九六三）南山堂発刊の『症候による漢方治療の実際』の記述で、「葛根湯は、……これに川芎と辛夷を加えたり、川芎と大黄を加えたり、石膏を加えたりすることもある」である。

筍庵は本方を参考にして、少陽病期の鼻炎症状ならば、小柴胡湯加川芎辛夷という使い方をして効果を得ている。

十一、柴朴湯《さいぼくとう》

細野史郎創方。

〔構成〕柴胡、半夏、黄芩、人参、甘草、大棗、生姜、茯苓、厚朴、蘇葉。

〔使用目標〕虚実間証に用いる。

小柴胡湯証に半夏厚朴湯証を兼ねるものである。

咳、喀痰、喘鳴、食欲不振、軽度の悪心嘔吐等の症状があって、腹証として胸脇苦満を認め、傷寒では微熱が遷延する少陽病期の小柴胡湯証に、次のような半夏厚朴湯の証を兼ねるもの。

精神不安、抑うつ等を伴い、動悸、めまい、咽喉異物感、呼吸促迫、息切れ等を伴う。

〔応用〕感冒、流感、慢性気管支炎、気管支喘息、気管支拡張症、肺気腫、神経症等。

〔注のコメント〕慢性気管炎と気管支喘息が併発している場合や、神経症を伴うものなどに、本方は効果があり、便利な方剤である。エキス剤もある。

本方は、第二次大戦後の昭和期に、細野史郎氏が考案して多用し、命名したものが普及したものである。それより以前、大塚敬節先生が、難治の気管支喘息に、大柴胡湯合半夏厚朴湯を用いてようやく治癒したと話されたことがあった。小柴胡湯は大柴胡湯より使用頻度が高い。本方創案の原点は、多分、大塚先生の治験であろう。

尚、『外台秘要』に、柴胡厚朴湯という方剤がある。名称がまぎにわしいが、別のものである。

十二、茯苓飲合半夏厚朴湯《ぶくりょういんごうはんげこうぼくとう》

創方者不詳。

〔組成〕茯苓、朮、人参、生姜、陳皮、枳実、半夏、厚朴、蘇葉。

〔使用目標〕虚実間証に用いるが、比較的虚証にも比較的実証にも用いられる。

胃が不調で、心下部膨満、呑酸、嘈囃、悪心、胃部痛、食欲不振等があり、しばしば胃液を吐出する茯苓飲証に、神経過敏、不安、抑うつ、不眠、咽喉異物感等の精神・神経症状を伴なうものに用いられる。

〔応用〕急性・慢性胃炎、逆流性食道炎、神経性胃炎、胃・十二指腸潰瘍、口臭症、不安神経症、うつ状態、過換気症候群等。

〔注のコメント〕本方は、『外台秘要』の薬方茯苓飲と『金匱要略』の薬方半夏厚朴湯との合方で、創案者は不詳だが、比較的近代の慣用方である。エキス剤もある。

逆流性食道炎は、近時命名の病名だが、症状を呈する患者は以前から少なくない。これらの患者には、神経過敏、不安、抑うつ等の神経症状を伴なうものが多いので此の方剤は便利である。筍庵もしばしば利用している。

十三、頓嗽湯《とんそうとう》

新妻家方、昭和初期迄在世された京都在住の新妻荘吾郎翁は、浅田宗伯翁の直門であった。

〔組成〕柴胡、桔梗、黄芩、桑白皮、梔子、甘草、石膏。

〔使用目標〕虚実間証乃至比較的虚証に用いる。元来百日咳に用いられた。咳嗽が遷延して長びき、治りにくいものを治す。百日咳で、咳をした後、ヒーというような喘鳴をひくものや、気管支炎でも激しく咳をした後、オーオーと犬の遠吠のような声をひくものは、本方証の独特な症状である。唯、必ずしも必発ではない。

〔応用〕百日咳、感冒、流感、亜急性・慢性気管支炎。

〔注のコメント〕筍庵は、幼児虚弱だった長男の百日咳にも、感冒が治りにくく咳が長引いた時にも、本方をしばしば用いて恩恵を受けた。

又、孫娘が幼少期に、風邪が長引いて、咳が続き、咳をしたあとの独特な音声を引いた時に本方が即効を得た。

細野史郎氏は、大塚敬節先生の親友で、京都在住だったので、新妻荘吾郎翁の子息良輔先生の門人になり、新妻家方の本方を経承した。それを伝えられた大塚先生から、筍庵がまた経承したのが本方である。本方は元来百日咳の薬方である。感冒、気管支炎への応用は筍庵の転用である。

十四、伯州散《はくしゅうさん》

古代の伝承薬で『大同類聚方』に記載されている。

〔組成〕反鼻《はんぴ》（まむし）、鹿角《ろくかく》（しかのつの）、津蟹《つがに》（さわがに）。

以上三味の黒焼。細末として等分を混和したもの。

〔使用目標〕体質、体力、虚実何れも問わず、何れにも用いられる。

亜急性乃至慢性の炎症、化膿、治り難い創傷に用い、消炎、排膿、肉芽新生等の効果があり、回復力を呈する。内服にも外用にも効果がある。

〔応用〕癤、疔、麦粒腫、リンパ節炎、中耳炎、歯肉炎、瘭疽、肛門周囲炎、痔瘻、陳旧性創傷等。

〔注のコメント〕更めて書くが、伯州散の出典は『大同類聚方』である。同書は、日本最古の医薬書で、本方を「ほうきやく」と記載してある。

吉益東洞翁が頻用して世に広まったといわれている。

反鼻はまむしで、乾燥した全体を用いる。

鹿角は、にほんじかの角で、大陸の鹿類のふくろづの・鹿茸《ろくじょう》ではない。

黒焼は、動植物を加熱して炭化させ灰化しないうちのものである。生を存するといわれている。

本剤は応用範囲が広い。筍庵は、歯痛、歯肉痛、口内炎には、本粉末を指先に付けて、患部に塗り、軽くすり込むようにする。朝一回、二、三日で鎮痛する。

会食中だった長女が、魚の骨が咽喉に刺さった。肉眼で見えない奥の方だった。本剤を撒布し、のみこまないようにしていたら、間もなく、刺さった魚の骨が自然に抜けて、指先でつまみ取れた。その時、ぐいぐいと骨が抜け出る感じが分ったと言っていた。

あとがき

この論稿は、常用されている本朝経験方についての筍庵の経験にもとずいた解説である。

浅田宗伯翁の『勿誤薬室方函口訣』に、数多の本朝経験方の記載がある。更に研究される方々は参考にされるとよい。

正月と靖国神社

今年も正月元旦午前中、靖国神社へ参拝した。

笥庵は元日の朝、お天道様の天照大神を御祀りした神棚と、先祖の御霊を祀る祖霊舎に、神酒と新年の供え餅と、海山の貢物を御供えして参拝する。かなり時間が要る。

朝の食事に家族と新年のお雑煮を祝い、十時過ぎに出発した。長男（渋谷診療所々長）運転の自家用車で家族と共に。

靖国神社が近づくと、自動車道路の靖国通りの両側に参拝者の車と思える乗用車が、延々とぎっしりと駐車している。恐らく境内の駐車場が満車だからだろう。

そこで、二ノ鳥居の大村益次郎銅像の立つ脇参道入口前から、反対側へ右折した。少し戻って千鳥ヶ渕戦没者霊園へ先に行った。その駐車場に車を止めて。先ずお参りをする。

第二次大戦で海外で亡くなった方々の遺骨の安置所である。白菊を供えた。拝礼して感無量だ。

参拝を済ませて気付いたが、広びろとした園内には、参拝に来られた方が、僅か数人数えられるだけだった。

我が家族は参拝の後、其所から歩いて靖国神社へ参った。時間的に十分余りである。

神社の参道に至って驚いた。実に多くの参拝者が溢れるように居た。参道の両側に林立する飲食品の露店にはさまれて、ぞろぞろと、穏やかに歩いている。これからお参りする人、済んで帰る人がようやく交叉している。

御手洗をようやく済ませて、神門を潜り、やれやれと思う間もなく、拝殿前の三の鳥居の手前で二、三十米あるかと思う辺で、行列の進行が止った。これは大変だと又思った。間もなくわかった、それは、多くの参拝者を区切って参拝させようとして、整理員が縄を張って行列を止めていたのである。これにも驚いた。

ようやく拝殿前の大賽銭箱迄到達するのに三十分近い時間がかかった。驚いたが、嬉しかった。崇敬者の大波だったのだ。

第二次大戦中、筍庵の一族から四人が軍隊へ入った。あと三人は従兄達で、召集されて農業、商業を措き、家族と別れて戦場へ行ったのだ。三人共帰ってこなかった。この社に祀られているはずだ。だから、年の初めに挨拶に来る。心の中で皆の名をよんだ。

筍庵は、年来志望の文科を捨て、自ら求めて陸士へ入った。三年間軍学校に温存されて戦場へ出なかった。だから生き残った。

帰途気付いた。戦没者の追悼施設を作る運動の表示だった。

戦没者への感謝慰霊は、靖国神社と千鳥ヶ渕で充分である。何故それ以外の施設が要るのか、出来たとしても、今の千鳥ヶ渕と同様、参拝者は余りないだろう。

証の内外 1　明朗飲の談

浅田宗伯の『勿誤薬室方函口訣』に、明朗飲という記載がある。

「苓桂朮甘湯に、車前子、細辛、黄連を加えた処方である。東郭（和田東郭）の方。風眼（感染性眼疾）を治し、黴瘡約言に、黴気（梅毒）の眼疾を治すとあり、また風眼のみでなく、逆気上衝で眼の血熱（炎症）や、翳《えい》（くもり）を生じるのを治す（和訓読解）」と。

苓桂朮甘湯は傷寒・金匱の処方で『傷寒論』には「傷寒を吐したり瀉下したりした後で、気が心下に逆満して、胸へつき上り、起つと頭眩（めまい）がし、脈は沈緊で、発汗すると経脈が激動し、振々と揺をなす（ひどくふらつく）者は苓桂朮甘湯が主治する。太陽病中篇（和訓読解）」とある。

『金匱要略』には「心下に痰飲（水毒）が有って胸脇が支《つか》え満ち、目眩（めまい）がするのは苓桂朮甘湯が主《つかさど》る。痰飲咳嗽病篇（和訓読解）」とあり、いずれもめまいの薬である。

これを、目の薬としたのは、『類聚方広義』に尾台榕堂翁が、「飲家（水毒の病人）が眼に雲翳《うんえい》（くもり）を生じ、昏暗（視力低下）、疼痛し、瞼が腫れ、涙が出る者を治す」と記載したものである。

K氏は、大正十三年生れの男子。易疲労症、変形性膝関節症で、虚証。補中益気湯、防已黄耆湯で調整していたが、老人性白内障を生じ、眼科医から漸次進行して視力は低下すると言われた。明朗飲を合方して服用し、数年を経たが白内障は進行していない。

T氏は、昭和十九年生れの男子。高血糖症と甲状腺機能抗進で、虚実間症。柴胡加竜骨牡蛎湯合半夏厚朴湯加麥門冬、地黄で調整していたが、糖尿病性眼底障害を生じたので、明朗飲を合方して服用し、以後、眼底病変が軽快し再燃をみないで数年経過した。

N氏は、昭和三十一年生れの男子。極度の肥満実証。高血圧で眼底障害を来し、レザー焼灼を受けた。大柴胡湯加釣藤で調整し、且明朗飲を合方した。以来数年にわたって眼底障害は悪化しない。

嘗て、眼科出身の大家の先生に、白内障に八味丸がよいとすすめられて使用したところ、虚証で胃腸虚弱の虚証に、胃が悪くなったとクレームされた。だが、明朗飲は、虚実にかかわらず用いられ、効果があるようである。

和田東郭翁の出典に当たったが、分からなかったけれど、此の口訣には恩恵を得、敬服している。

証の内外２　五苓散の談

此の稿と同じ様な主旨は前に書いたが、違う立場で改めてひとりごとを言う。
五苓散は、『傷寒論』と『金匱要略』にある処方である。

［内］

『傷寒論』にある、五苓散の何条もの条文を、その主旨にしたがって、まとめてみる。

一、発熱症の治療をして発汗したところ、脱水状になり、脈浮、口渇、尿不利（尿量減少）となった証。（太陽病中篇第六六、六七、六八条）

二、消化器型感冒の中風（発熱性急性症の軽症）で、口渇して、水を飲み、飲むとそれを吐くのを水逆という証。（同第六九条）

三、胃腸障害で心下痞（つかえ）があって、口渇、尿不利の証。（太陽病下篇第一五七条）

四、霍乱《かくらん》（熱中症）で、発熱、頭痛、身体痛、口渇の証。（霍乱病篇）

五、水毒による変証。「臍下に悸有り、涎沫を吐し、癲眩《てんげん》するはこれ水なり」臍の辺りで動悸し、めまいするのは、水毒の証。（『金匱要略』痰飲欬嗽病篇）

「外」

其の一、発熱、嘔吐、下痢、口渇、尿減少の胃腸型感冒。幼少期だった長男に、五苓散を用いてその効果を知った。水逆の証も経験した。その後、大阪から遊びに来た姪が此の病症になり、自信を以て五苓散を投与し、効果を再確認した。

其の二、真夏にゴルフの運動をした後、煩渇を生じて、湯水を飲んだが、いくら飲んでものどかわきが止まらなかったので、五苓散を服用したところ、瞬時の様にのどかわきが止まった。自からの経験。

其の三、①腎炎は尿量減少、浮腫などで水毒証と考えられ、五苓散がよく用いられる。創案者は分らないが、荀庵は大塚敬節先生に倣って応用している。

尿蛋白高度のネフローゼ腎炎には、筍庵は茵蔯五苓散を用いる。尿蛋白がよく改善される。肝機能と関連するのかと思うが、原典の根據はなく、筍庵の経験である。

②帯状疱疹に著効があることは、大塚敬節先生の創案である。既に書いたが、荀庵にも多数例の治験がある。

大塚先生の創案には、原案があった。曽て、日本東洋医学会の学術発表の折、横浜の薬剤師・海老塚吉次先生が、「小児ストロフルスは、初期、水疱で発疹するから水毒と考えて、五苓散を用いたらよく効いた」と多数例を発表された。これを用いた大塚先生が、「帯状疱疹も、発疹の先端に水疱がでるから、五苓散が効くだろうと考えてやってみた」と、筍庵は直にお聞きした。

小児ストロフルスは、近年は余りみられないが、曽ては小児の難症だった。筍庵の長男も苦しめられた。当時はまだ、五苓散を知らなかったので、桂枝加黄耆湯を用いた。五苓散を知っていたら、楽だったろうと今思う。海老塚先生は、此の治験を、口頭発表だけで、論文にされなかった。貴重な研究だと思うが。

証の内外3　腹部打鼓音の腹証

これは、『腹証奇覧』にも、先人の指示にもない筍庵のひとりごとである。

胃腸が弱い、体力の無い、虚証の人は、種々と訴えが多い。そういう患者を診察し、腹診したときのこと。

筍庵の腹診は、所定の按腹按圧をした後、五か所の打鼓診をしている。左手を腹壁に平に置き、右手の中指・無名指を立てて、左手の中指の上を軽く打鼓する法である。

打鼓する部位は五ケ所ある。一は、上腹部季肋の右端の直下の部分、二は、上腹部季肋の左端直下の部分、三は、右脇腹の下部、四は、左脇腹の下部、五は、心下部である。

一は、上行結腸が横行結腸に曲る角で、胆彎曲部という。二は、横行結腸が下行結腸に曲る角で、脾彎曲部という。三は、回腸が上行結腸の下端、盲腸部にほぼ直角に移行する部分で回盲部である。四は、下行結腸の終末がS字状に蛇行するS字状結腸の部にあたる。五は、胃部で胃泡を示している。

胃腸虚弱の虚証の人が、「右上腹が脹り痛んで苦しい」と訴えることがよくある。打鼓診をすると、胆彎曲部辺でポンポンと打鼓音が認められる。

虚証の弛緩体質なので、横行結腸が少し下垂し、曲り角が正常より強くなっていて、腸内ガスが引っかかるのだろうと愚考している。これは、腹部を暖めただけでもよくなるし、小建中湯又は桂枝加芍薬湯合大建中湯（大塚の中建中湯）を服用すると、症状が起きなくなる。

左側の上腹部が脹り痛む症状を呈すことがある。大腸の脾彎曲部に、腸内ガスが停滞する為である。脾彎曲症といわれる。

曽て、京都の内炭氏が、これに疎肝湯が効いたという治験を、日本東洋医学会で発表された。荀庵はこれに倣って、柴胡疎肝湯を用いている。ただ、症例は多くない。

右下腹部、回盲部に打鼓音を認めることがあるが、患者は何も訴えない。ただ、便秘を伴なうことがある。

左下腹部、S字状結腸部に打鼓音を認めることがある。このときは、患者が、なんとなく腹脹り、腹満を訴えることがある。

今年の冬は、寒さがことのほか強かった。先日、平素胃腸虚弱で何や彼やと訴えのある人が、「お腹のまんなか辺りが脹って苦しく、何となく痛む」と言って気にしていた。腹診では殊更の腹証がない。殊によると思って、平素は診ない、左右の脇腹の中間辺りを打鼓診してみると、どちらにも打鼓音が認められた。

余りの寒さで、元来虚弱な胃腸が、腸の蠕動を停止したのだろうと愚考した。「カイロでも良いから、お腹を暖めてごらんなさい」と指示した。その後、何とも言って来ないから解決したのだろう。

心下部、胃部の辺りで打鼓音が顕著に認められるのは、呑気の証である。胃腸虚弱の神経過敏な虚証の人が、いろいろと思いなやむとき、空気をのみ込むのが多量なので、胃泡に溜ったものである。

筍庵はこれを、半夏厚朴湯の腹証と考え、六君子湯合半夏厚朴湯などを用いている。

証の内外4　防已黄耆湯の談

防已黄耆湯は、『金匱要略』にある処方で、条文には、「風湿（体内の湿気と外邪の争い）、脉浮、身重く、汗出で、悪風す」とある。

従って本方の応用は、水肥《ぶと》りとか、多汗症などであった。それを、変形性膝関節症に応用されたのは大塚敬節先生である。始めたのは、先生の壮年時代であった。

その頃、健在だった奥さんの御母堂が、膝の痛みで悩んでいた。それを知った先生が、土佐の高知から東京へ呼び寄せられて、防已黄耆湯を投与された。ところが、何日服用しても膝の痛みが楽にならず、先生が御母堂から叱られたという。

そこで熟考されて、虚実の違いかと考えに至られて、やや実証として防已黄耆湯に麻黄を加えて用いたところ、日ならずして膝の痛みが消え、御母堂は高知へ帰られたという。

以後、変形性関節症の患者で実証には、麻黄を加えるようにされていた。これは荀庵が先生からの直接の見聞である。

荀庵は、昭和年代末期に、漢方薬を健康保険で使う診療所を、日本で初めて渋谷に造った。主に、メーカー製造の漢方エキス剤で治療をした。製剤の種類は限られているので、相当に苦労があった。

しかし、変形性関節症には、防已黄耆湯がよく効く。ところが、実証には余り効かない。だが、エキス剤には加麻黄はない。そこで、苦しまぎれに、越婢加朮湯のエキス剤を、防已黄耆湯と併用して用いてみた。するとこれがよく効くのである。

反対に、虚証と思う患者で防已黄耆湯エキスが、思うほど効かないことがある。そのとき桂枝加朮附湯エキス製剤を併用した。すると、これがよく効いたのである。

以来、湯液治療にもこの手法を用いている。

更なる応用がある。変形性脊椎症や、脊柱の異常、脊柱管狭窄症などによる腰痛、背痛に、防已黄耆湯が効くのである。証に従って、越婢加朮湯や桂枝加朮附湯を併用、合方したり、附子を加えたりしている。

（注）渋谷の診療所は、初め、財団法人日本漢方医学研究所附属として設置した。しかし、その後行政の都合で、財団法人の医療施設経営は不可とされたが、患者が困るので、個人経営とした。山田光胤記念漢方内科渋谷診療所・山田博一所長である。

証の内外5　葛根湯加蒼朮の談

日本に初めて出来た医療法人の漢方専門の診療所は中将湯ビル診療所（現・金匱会診療所）である。当初、診療を担当された大家の医師団の一人に、高齢の吉村得二《よしむらとくじ》先生という方がおられた。また、当初から調剤と薬局に当られた薬局長は、高橋国海先生だった。お名前「くにえ」様と、正しく読めた人はいない。大塚敬節先生が壮年の頃に、臨床にも同席した。一番弟子の相見三郎先生に次ぐ二番弟子である。臨床も調剤もベテランだった。だが、医局に対しては何も口を出さされなかった。

筍庵は、開設初期の頃、時として薬局へ入って調剤を見学した。そのとき、「ああ葛根湯だな」と思いながら見ていたら、最後に蒼朮を加えるのが見えた。「あれ、それは何故《なぜ》」と思わず聞いた。

すると、「これは吉村先生の秘伝。咽《のど》が痛むほどではなく、いがいがするとき、よく効くと先生が云われています」と教えてくれた。

筍庵は、風邪を引かない。だが一、二年前の殊に寒かった冬、夜中に咽の強い異常感で目が覚めた。咽の痛みではなく、ひどい乾燥感で、咽が貼り付くようないがいが感である。我慢できなくなって、調剤室へ行き、葛根湯に蒼朮を加えて、煎じ薬を作り、一服のんだ。しばらくすると、前のひどい咽の異常感が消えて嘘の様に楽になった。それで又寝てしまった。

吉村先生は、昔の漢方医に習った方で、山口県で開業され、世に隠れた名医といわれていたのを、大塚敬節先生が懇請して上京して頂いた方だった。

荀庵はいろいろ教えを受けた。葛根湯加蒼朮は高橋先生を経由して伝授された口伝である。以来、筍庵は、此の処方も繁用するし、拡大使用もしている。風邪が数日経て小柴胡湯証になった時、咽痛の軽症や、所謂いがいが感を伴なうものに、小柴胡湯加蒼朮ということをやる。よく効く。

吉村先生は高齢であったので、数年後鬼籍に入られた。だから、先生の口伝は、筍庵以外には残っていないだろうと思う。

証の内外６　訳のわからない不思議な発作に柴胡加竜骨牡蛎湯合半夏厚朴湯加味

近年、筍庵のもとに来院する患者は、ごく少なくなった。老齢の故か、社会一般のなりゆきかわからない。ところが、来る患者は、ほぼ例外なく、ひどい難病難症で、その上無理難題を当然のように持って来る。

Kさん、七六才女性、初診平成二二年十二月。

病歴、病症。「三年前（後に五年前と訂正）から、毎週三〜四回、夜中に首を絞められる様な発作が起る。ひどく苦しい。脳波には異常が認められない。某病院で微少血管狭心症などといわれたが、ニトロは効かない（心筋梗塞ではないらしい）。

発作は、一時間ぐらい続き、背中をたたいたり、苦《にが》い味や、救心などをのむと少しよくなる。

漢方薬も、熊本の某先生の括蔞薤白白酒湯を一年服んだがよくならない。

最近は、先月も今月も一〜二回づつ発作があった」という。

何とも不思議で、訳がわからない病気である。証も方も全く不明。しかたが無いからからだに聴こうと考えた。

顔色やや蒼白、顔貌特に異常なし。

身長一五六cm、体重四七kg、脈・沈細微やや遅（元気がない）。

腹証・腹力弱く無力（虚）、右季肋下に僅かな抵抗（微弱な胸脇苦満）、心下部に弱い動悸（腹部動悸）、下腹部の臍下二横指以下に小児頭大の腫瘤（子宮筋腫という）が有る。


〈治療経過〉

一、先ず、心臓関連の症（証）としてみて、茯苓甘草湯加竜骨牡蛎を三週間投与した。その間、発作が二回有り。手ごたえなく、変方する。

二、脈、腹の虚と、胸脇苦満を考慮し、柴胡桂枝乾姜湯合半夏厚朴湯に転方した。
一週間毎に三回再来して、その間発作の無かったこともあるが、又、屡々起る。この発作は五年前から時々起きていたと言い直した。

三、三週間後は、平成二三年二月九日である。
虚の処方が効いていない。実に移つそうと考えた。柴胡加竜骨牡蛎湯合半夏厚朴湯である。

ただ、柴胡を三gに減じ、甘草一・五、朮三・〇、酸棗仁三・〇、を加味した（柴胡の減量と甘草は処方を虚にし、朮はめんけん除）。同方投与。

七日後再来。その間発作一回有りと。

約三月後再来。二週間前に発作一回有り、以後起きないと。

約四月半後（始めから七月半後）再来。発作は起きないと。

更に一月後（始めか八月半後）再来。発作は起きないと。

更に一月後を、更に一月後（始めから十月後）再来。発作は起きないと。

更に半月後再来。前回の翌日から発作が屡々起ると。

更に半月後再来。発作が起る。

更に一月後（始めから約一年後）再来。発作は前月以来起きないと。

更に半月後に、二週間分投薬して以後来院がない。

更に三月後（始めから約一年四月後、平成二四年四月二日）再来。約半年前から発作は起きていないが、項肩腕痛の訴えで来たという。

訳がわからない不思議な発作は、大体終息したらしい。

振り返って

三月九日（金）、とうとう八八才になった。ひとには米寿と言われる。

父よりも、岳父よりも、大分長生きしてしまった。

幼少期、難病、大病を患い、順天堂医院（現大学）の二人の部長から、父が「もうだめです」と引導を渡されたこともあった。更にその後にも、一〜二回死の淵に臨んだが、生の淵へ戻りつき、最終的には運良く、大塚敬節先生にめぐり遭えて、先生の漢方医療で健康になった。

第二次世界大戦が激しくなった頃、年来の志望だった旧制高校文科へ行こうとしたら、入試のその朝、流感と思える高熱を発し、受験を断念した。すると次に入試があった陸軍士官学校を受験したら、合格して春、入学してしまった。するとその年の秋、今、学徒出陣といわれる、文科系学生の軍隊入隊があり、皆戦場へ送られた。だが小生は、陸軍の学校にいて、三年次まで生徒だったので、とうとう戦場へは行かなかった。

その後、とうとう漢方の医師になってしまった。文学者志望も夢のようだ。

話が飛ぶ。春先《はるさき》になると、体調が崩れて種々と愁訴が増える病人がいる。虚弱体質、漢方の虚証、神経過敏資質の人である。冬の神経の副交感神経優位が、夏の神経の交感神経優位に、自律神経系の交代現象が春先に、身体の中で行なわれるとき、健康な人は殆んど身体の変調がないが、弱い人や過敏な人は、神経交代が円滑にゆかないのか、異常として感じるのかして、体調不良になるのだと思う。

春夏秋冬の四季の変動は、自然の流れ、宇宙の摂理で、これを司るのはお天道様《てんとうさま》である。万能の科学でも、如何ともしがたい。

お天道様のご意志は、凡人にはよく分からない。小生の来し方は、お天道様のご意志だったのだと思う。小生は、幼少期から今に到る迄、毎朝夕、お天道様を礼拝している。

近年、来院する患者は減ったのに、来る病人は皆、難病、難症、奇病である。治療に難渋している。そういう方々に、小生は、朝夕お天道様を礼拝しなさいと奨めるが、それは自らを返りみてのことである。

おことわり。本稿と同じ主旨の記事を、『方と証』第25号に載せた。三月十七日(土)、身近な七十人ほどが集まって、米寿の祝いをしてくれた。共に、記憶に残したいので、ひとりごとを言った。

三峯山のこと

平成二十四年、七月中の二日続きの連休に、講社の人達をさそって三峯山へ参拝登山した。登山といっても、今は東京杉並区から貸切バスで山頂まで行ける。

講社というのは、社寺を崇敬する人が集まるグループのことで、小生の講社は皇風会という。

地理に三峯山という山名はない。

埼玉県、奥秩父の、山嶽地帯に、雲取山《くもとりやま》、白岩山《しらいわやま》、妙法ヶ岳《みょうほうがたけ》の三山が連らなる連峯がある。この三山を合せて三峯といわれるらしい。中の妙法ヶ岳、標高千三百米の頂上に、三峯神社の奥社が祀られている。この山の裾、標高千米の台上に三峯神社が鎮座されていて、俗に三峯山と呼ばれている。荘厳、華麗なお社である。

社伝によると、昔、日本武尊《やまとたけるのみこと》が東征の折り、関東地方から甲州へ行かれようとして山へ入り道に迷って難渋された。するとその時、山犬（狼）が出て来て先導して道案内をしたので、尊は無事に目的地に着かれた。そこで、これは、御先祖いざなぎの命《みこと》、いざなみの命の御助勢であろうと考えられ、此の山上に二柱の神を祀られたのが創始であるといわれている。

一般の神社は、前立ちが狛犬だが、三峯神社の前立ちは狼の姿をしている。伝説によるのであろう。神社の御神徳は広大だが、御遣《つか》え姫が山犬様なので、特に火伏せ、盗難よけの御神徳が著名である。荀庵にも実際に見聞した経験がある。

父がお山の森厳さに感じて、終生崇敬を続けた。没後、荀庵が引き継いで講社参拝を続け、今年、五十回を過ぎることになった。

近日、西日本などで大雨の被害があり、二日前には京都地方で同様な被害があったとテレビニュースに出た。心配だったが、一年前からの約束だったので登山を決行した。遥かな山上の二柱の神様に、無事の登山帰着を祈願して出発した。

途中僅かな降雨があったが、その後晴天になった。平地は猛暑だったと後で聞いた。

JR高円寺駅前から貸切バスで出発。練馬、花園間の関越道、その後の秩父往還、何所も皆自動車渋滞で驚いた。山が近くなり、三峯道へ入る頃から渋滞もなく走行出来、四時間余で山頂に達した。

父に連れられて初めて登山した少年期では、池袋駅から私鉄に乗り、終点の埼玉県寄居駅で降り、秩父鉄道に乗り換え、終点三峯口駅で降り、バスに乗りついで、山麓、大輪で降り、山道を三時間程歩いて登った。一日たっぷりかかった。

戦後は、山麓大輪から、神社近くまでロープウェーが出来て、登山が楽になったと皆さんが言い合った。

やがて自動車道が出来て、今のように便利になった。夢のようだ。

標高千米の山上は、地上が猛暑でも爽涼の気が満ちて汗も出ない。早朝の日の出に伴なう雲の朝焼《あさやけ》のみごとさに息をのんだ。

朝の、神職達の斉行する祭典に参列し、例え様もない荘厳の気に触れた。若い巫女さんの舞う神楽舞には、ほっとする様な温かみを感じた。

その後、標高千三百米の妙法ヶ岳山頂の奥社へ、徒歩登山して参るのが通例で、山頂の雲にも触れ、一層の神韻《しんいん》に浸ることができる。だが、この往復三時間前後の登山が、三、四年前から適わなくなった。老齢である。今回も、それは息子達に委せた。

『外台秘要方』の紹介

はじめに

『外台秘要方』は、『千金方』と共に、中国の唐時代に成立した書である。日本の古方漢方は、『傷寒雑病論』（『傷寒論』と『金匱要略』に分けて現伝された）に基づいて成り立っているが、一部に『千金方』と『外台秘要方』を加えている。

『千金方』は、医師であった孫思邈《そんしばく》が、当時の医方について著作したものであるのに対して、『外台秘要方』は、唐の官吏であった王燾《おうとう》が、当時存在した多くの医書から、要部の文章をそのまま引用して編纂した書である。

『外台』に引用されている文章には、現伝されていない医書からのものも少なからずある。巻一・二は傷寒の部で、多数の引用書目の中に、『傷寒論』が〝張仲景傷寒論〟として記載されているが、現伝の『傷寒論』にない文章もある。現伝の『傷寒論』は、宋時代に整理、編集されたものである。唐時代にはそれ以前伝世されていた別態の『傷寒論』があったのだろう。

尚、『外台』の編著者、王燾の官位は、銀青光禄大夫（身分か）、持節鄴郡諸軍事兼守刺史、上柱国（職承、軍事と政治の長の兼任か）、清源県開國伯（家系か）とあって面白い。

目録

『外台秘要方』は全四十巻の大部である。各巻の項目だけ記載しておく。尚、荀庵の蔵書は、山脇東洋が、江戸時代に翻刻してくれたものである。

巻一・傷寒（上）。巻二・傷寒（下）。巻三・天行（季節的流行病）。巻四・温病、黄疸。巻五・瘧病（マラリア）。巻六・霍乱、嘔吐。巻七・心痛（胸痛）、心腹痛、寒疝。巻八・痰飲、胃反、噎、鯁（コメント・水毒と嘔吐症、むせぶ、魚の骨のまとめ）。巻九・欬嗽。巻十・肺痿、肺気上気、欬嗽。

巻十一・渇、消中。巻十二・癖痃《へきげん》気《き》、積聚《しゃくじゅ》、癥瘕《ちょうか》、胸痺、奔炖（コメント・食のつかえ、ひきつれ、はらのしこり、しこり、狭心症様、パニック症状）。巻十三・骨蒸、伝屍、鬼《き》疰《ちょう》、鬼魅（コメント・仮死、頓死など）。巻十四・中風（卆中）。巻十五・風狂、諸風（コメント・精神疾患など）。巻十六・虚労（上）。巻十七・虚労（下）。巻十八・脚気（上）。巻十九・脚気（下）。巻二十・水病（コメント・浮腫のある病）。

巻二十一・眼疾。巻二十二・耳鼻、牙歯、唇口、舌、咽喉病。巻二十三・瘿瘤《ようりゅう》、咽喉癧瘻《れきろう》（コメント・腫瘤、るいれき）。巻二十四・癰疽発背（背中の化膿創）。巻二十五・痢。巻二十六・痔病、陰病、虫（コメント・寄生虫の肛門排出か）。巻二十七・淋、大小便難病。巻二十八・中悪、虫注、自縊、喝死（コメント・ガス中毒他）。巻二十九・墜堕、金瘡。巻三十・悪疾、大風、癩瘡（コメント・ハンセン病など）。

巻三十一・面部、面脂薬、頭膏、髪、衣香（白髪染などを含む）。巻三十三・婦人上（コメント・妊婦など）。巻三十四・婦人下（コメント・産後養生など）。巻三十五・小児上（コメント・初生児を含む）。巻三十六・小児下（コメント・小児遺尿失禁、衂血など）。巻三十七・乳石論上。巻三十八・乳石下（コメント・鍾乳石を薬に用いる論らしい）。巻三十九・明堂灸法。巻四十・虫、獣傷、触人六畜疾（コメント・熊虎傷人、蛇、蝮蛇、蜘蛛《くも》、蜈蚣《くも》、蜂、蠍《さそり》、蠼螋《かくそう》尿はさみむし、沙蝨《しらみ》、犬咬、狂犬、馬咋踏人うまにかまれ、ふまれ、牛などの害）。

尚、巻一、二の傷寒の部は、すでに和訓をしてあるので、〝活〟に連載する予定。

『外台秘要』ひろいよみ 1　続命湯の周辺と出典

『外台秘要』記載の続命湯

第十四巻・十三門・風半身不随篇には、古今録驗続命湯、八風続命湯の記載があり、十五門・風痱篇に、続命湯がある。

古今録驗続命湯の条文の指示は、「一身不随、或いは半身、一手、一臂（うで）不随、口不言、習習人を知らず（意識不明）、痛癢《つうよう》不覚（知覚喪失）」である。

処方の配合は、麻黄、防風、石膏、黄芩、乾地黄、芎藭（川芎）、当帰、甘草、杏人、桂心（桂枝）、（分量畧）である。

八風続命湯は、条文の指示が、「半身不随、手脚拘急し屈伸不得、体冷、癡、身彊直（強直）、不語、狂言、角弓反張、食を欲したり拒んだり、大小便不利を療す」とあり、処方の配合は、古今録験続命湯に準じるが、防風、乾地黄、芎藭が無く、代りに人参、独活、乾薑がある。

又、十五門・風痱篇に、古今録驗西州続命湯と続命湯の記載がある。

古今録驗西州続命湯は、条文の指示が「中風痱、身体不自收、口不能言、冒昧人不識（意識喪失）、痛処不知、拘急中外、皆痛、転側不能を悉く主る」とある。

処方の配合は、古今録験続命湯に準じるが、防風、乾地黄が無く、代りに乾薑（姜）がある。

また、風痱篇には単に続命湯という処方がある。その条文の指示が「中風痱、身体自收不能、口言不能、冒昧人不知（意識喪失）、痛処不知、拘急、転側不能、姚云大続命湯に同、兼て産婦大去血及老人小児を療す」とあり、処方の配合は、古今録験続命湯に準ずるが、防風、黄芩、乾地黄が無く、代りに人参、乾薑がある。

ところで、日本漢方現行の続命湯は、『金匱要略』記載のものである。『金匱』中風歴節病篇にあり、条文の指示は、『外台』風痱篇の続命湯と同じで、ただ、姚云以下の文が、小註になっていて、処方の配合も風痱篇と同様である。

この『金匱』引用の続命湯について、浅田宗伯翁は『勿誤薬室方函口訣』で、次のように解説している。

「此の方は偏枯（片麻痺）の初起に用いて効あり。其の他、産後の中風、身体疼痛する者、或は風湿（体内の湿気と外邪の争い）の血分に渉リ、疼痛止まざる者、又は後世五積散を用うる症にて、熱勢劇き者に用うべし」と。

さて、まだある。『千金方』巻八、諸風篇に大続命湯という処方が数方ある中に、西州続命湯という処方がある。その条文の指示と、処方の内容が『外台』風痱篇の古今録験西州続命湯と、条文の指示も処方の配合も同じであって、『金匱』の続命湯との違いが、人参が無くて代りに黄芩があることである。

注のコメント

かくも続命湯には、類似の処方が多数にある。

けれども、現行の続命湯は、『金匱要略』記載の処方で、これは『外台秘要』十四巻、十五門・風痱篇の続命湯と同じものである。ただ、何れが元なのかは、筍庵には分らない。

続命湯は、虚実間証を中心に用い、脳卒中、脳梗塞、その他の脳血流障害などに応用されるほか、時に、気管支喘息、関節リウマチなどにも応用される。

（拙著『漢方処方応用の実際』）

『外台秘要』ひろいよみ２　小続命湯のこと

『外台秘要』十四巻、十六門、偏風篇に、小続命湯の記載がある。

条文は、「偏風、半身不遂（随）、口眼喎（顔面神経麻痺）、言語不能、拘急（ひきつれ）、転側不得」とあり、方は「麻黄、防已、附子、芎藭（川芎）、桂心（桂枝）、黄芩、芍薬、人参、甘草各一両、杏人四十枚、生薑四両、防風一両半」である。


浅田宗伯翁の『勿誤薬室方函口訣』には、「小続命湯、卒中風死せんと欲し、身体緩急、口目不正（顔面神経麻痺）、舌強り語不能、奄奄忽忽《えんえんこつこつ》（息ぐるしい、ものごとがわからない）、神情悶乱（精神混乱）、諸風之を服して皆驗《きく》、令人不虚（虚せしめず）。

附子　防風　芍薬　防已　杏人　人参　川芎　麻黄　黄芩　甘草　桂枝　生姜　右十二味。」

注のコメント。方は外台と同。分量の指示はない。

『同方函口訣』（『方函』の解説）には、次のようにのべている。

「此方は、中風（卒中）初起、病経絡にある者の主治とする。金匱続命湯（前号記載）とは陰陽の別あり。症に随て撰用すべし。

楓亭（福井楓亭）は此方の症にして桂附を用い難き者に烏薬順気散を用い、又此方の症にして上気強く面浮腫する者に西州小続命湯を用うるなり」と。

浅田宗伯は、本方の出典を『千金方』としている。

『千金方』には第八巻、二門、諸風篇に、小続命湯の記載がある。その条文と、方は、『勿誤薬室方函』と『口訣』に同じである。しかし、『外台』とは、方は同じであるが、条文は、共通の意義は感じるが、文章は少し違う。どちらが元か、これも分らない。尚、『方函』『口訣』で、「楓亭は…西州続命湯を用うるなり」という西州続命湯は、『千金方』にある。

『千金方』巻八、諸風篇に、「西州続命湯、中風痱、身体自収不知（自ずから収むることを知らず）、口言語不能、冒昧《もうまい》として人を識らず、拘急、背痛、転側不得を治す。

麻黄　石膏　桂心（桂枝）　甘草　芎藭（川芎）　乾薑　黄芩　當帰　杏人」と。

注のコメント

西州続命湯は、現行の続命湯（『金匱』『千金』『外台』風痱篇の方）と、条文がほぼ同じで、方は人参を欠くのが違いである。

小続命湯は、続命湯の用い方に準じて、続命湯より体力が衰え虚状を呈する人に用いる。

（拙著『漢方処方応用の実際』）

『外台秘要』ひろいよみ3　竜骨湯と周辺

『外台秘要』に竜骨湯という処方がある。

第十五巻、二門、風驚恐失志喜忘及忘言篇、二段にある。

「宿驚（遷延する精神不安）、失志（認識喪失）、勿勿《こつこつ》（かんがえがない）として喜忘（物忘れ）、悲傷（悲哀、憂うつ）して楽まず、陽気不起を療す。

竜骨　茯苓　桂心　遠志　各一両　麦門冬二両　牡蠣　甘草各三両　生薑四両」である。

浅田宗伯翁は、『勿誤薬室方函』で、竜骨湯、外台として、『外台秘要』の記載と同じ記述をして、『同口訣』で次のように解説している。

「此方は失心風を主とす。其の人健忘、心機鬱々として楽まず、或は驚惕、不眠、時に独語し、或は、痴の如く狂の如き者を治す。此の方にして一等虚する者を帰脾湯とする也」と。

そこで竜骨湯は、うつ病や統合失調症の無為状態のもの（昏迷型）、神経症で了解し難い訴えのあるものなどに用いられる。


（拙著『漢方処方応用の実際』）

『外台秘要』の此の篇には、本方証の類方もあるので、参考に記録しておく。

一、深師　人参湯　忽忽《こつこつ》善忘（もの忘れ多い）、小便赤黄、喜《よく》夢に死人を見、或は夢に水中に居り、驚恐惕惕《てきてき》怖《おそ》る、が如く、目視眊眊《ぼうぼう》（視界不明瞭）、人声を聞くことを欲せず、飲食味を得ず、神情恍惚《こうこつ》（意識ぼんやり）、定志養魂安定せざるを療す。

人参　甘草各二両　半夏一両　竜骨六両　遠志八両　麦門冬一升　乾地黄四両　大棗五十枚　小麦一升　阿膠三両　膠飴八両　石膏四両

二、千金。療驚労失志（精神異状）を療す。方。

茯神五両　甘草　桂心各一両　竜骨　麦門冬　防風　牡蠣　遠志各二両　大棗十二枚

『外台秘要』ひろいよみ 4　柴胡厚朴湯という処方のこと

『外台秘要』の第七巻、十八門心腹脹及び鼓腹篇の七段に、柴胡厚朴湯という処方が記載されている。

現伝のない、『廣済方』の処方で、「心腹脹満（腹が張る）を療す方、柴胡、厚朴各十分、茯苓、橘皮、紫蘇各八分、生姜十二分、檳榔五分」というものである。

ところで、某メーカーの漢方エキス製剤に、柴朴湯という処方剤がある。

此の方剤は、気分がふさいで、咽喉、食道部に異物感があり、時に動悸、めまい、嘔気などを伴う病症で、小児ぜんそく、気管支ぜんそく、気管支炎、せき、不安神経症等に応用される。

此の処方は、筍庵も、煎剤にして、繁用し、その恩恵を受けている。

此の処方は、当然、本朝経験方である。そこでその経歴を辿って書きのこしておこうと思う。

戦後間無くの頃、細野史郎先生が創案されて、この処方を繁用され、且、自ら柴朴湯と命名された。よく効く、便利な処方なので普及された。

その発端がある。筍庵の先師大塚敬節先生が、或時、こんなことをのべられた。「先日、なかなか治らない喘息の患者に、大柴胡湯に半夏厚朴湯を合方して投与したら、よく効いて快復した。

それを、細野先生に話したら、ひどく感心しておられたよ」と。

やがて、小柴胡湯合半夏厚朴湯という使い方がひろまってきた。大柴胡湯は実証でないと用いられないが、少し弱い虚実間証なら小柴胡湯がよいから症例が多いと、納得される。

ところで、前述のように『外台秘要』に、柴胡厚朴湯という、名前がよく似ているが、異なる処方があることを紹介しておく。

『外台秘要』ひろいよみ 5　柴胡桂枝湯のおもい

『外台秘要』第七巻、二十六門、寒疝腹痛篇、六段に、仲景傷寒論又方として、柴胡桂枝湯があり、「寒疝（冷えばらのいたみ）、腹中痛を療す」とある。

これが『金匱要略』の、腹満寒疝宿食病篇に「外台の柴胡桂枝湯」としてほぼ同様に記載されている処方である。どちらが先か、どちらが後か分らない。

筍庵が若く、息子が幼かった頃、或朝、息子が腹痛を訴えて起床できない。我慢強い子で、泣きもしないが、身体をエビの様に曲げて横たわっている。強い痛みとわかる。

「これは小建中湯だ」と思って、いそいで煎じて飲ませた。が、一時間経っても鎮痛しない。

「では大建中湯なのかな」と考えて、又、いそいで煎じてのませた。が、一時間経っても効かない。午後になってしまった。

すると息子が、「今日、おぢいちゃまと、植木市に行く約束がある。四谷の家に行く」といってきかない。小型車に乗せて、祖父、大塚敬節先生宅へつれて行った。

先生は、息子を診ると、直ぐに柴胡桂枝湯を作ってのませ、一室にねかせてくださった。一、二時間後、腹痛が鎮まり、息子が起きだした。夕方、無事に帰宅した。

これが勉強になって、筍庵は柴胡桂枝湯の用い方を覚えた。

ところで柴胡桂枝湯は、『傷寒論』の処方でもある。

太陽病下篇に、「傷寒六七日、発熱、微悪寒、支節煩疼、微嘔、心下支結、外証未だ去らざる者、柴胡桂枝湯之を主る」とあるのがそれである。太陽と少陽の併病である。

風邪で数日経過し、胸脇苦満、咳が現れ小柴胡湯証に転じたかと思うが、脈が沈にならずまだ浮脈で、発熱悪寒が少し残っているのは、柴胡桂枝湯証である。小柴胡湯証に比べれば、症例は多くはない。

筍庵は医師になりたての頃、新宿の大きな病院で現代医学を研修した。その間に、院内感染と今思っているが、肝炎になった。

強度の倦怠感（心中懊憹というのだろう）が出て、約十日間入院した。

退院後、自己診断で、胸脇苦満を目標に、柴胡桂枝湯を服用した。

当時まだ、適確な肝機能検査法がなかった。ただ、尿ウロビリノーゲン反応が、初めは強陽性だったが、漸次軽快した。

同湯を、半年間か一年間のんだ。記憶は曖昧である（老化）。

その後、検査法が出来たが、正常である（キャリヤにならない）。

『外台秘要』ひろいよみ 6　帰耆建中湯の周辺

今の常用処方・小建中湯は、『金匱要略』由来の処方である。それが、これとほぼ同様で、或いは原型かと思われる処方が『外台秘要』にあったので、前回、ひとりごとをした。

これらの小建中湯を加味したと考えられる常用処方に、帰耆建中湯があった。

常用の帰耆建中湯は、本朝経験方と扱われている。

浅田宗伯翁の『勿誤薬室方函口訣』に、耆帰建中湯として、次のように記述されている。

「耆帰建中湯、青洲（華岡青洲）。諸病の後、虚脱、盗汗出る者を治す。即ち当帰（註1）建中湯方中黄耆を加える。或は証に随い反鼻を加う。

口訣の解・此の方は青洲の創意にて、瘡瘍に用いれども、虚労の盗汗、自汗症に用いて宜し。外台（註2）黄耆湯、前胡建中湯、薬令建中湯の類は、総て此方に胚胎する也」と。

註1・『外台』の黄耆湯とは、第十七巻虚労裏急篇の次の記載である。

「又、黄耆湯（前に同名の処方があった）は、虚労裏急、少腹痛（下腹痛）、気胸脇に引き、或は心痛、短気（胸壁痛、胸内痛、息切れ）を療す。方。芍薬六両　黄耆四両　甘草二両　桂心二両　乾薑四両　当帰三両　大棗十二枚　飴糖六両」と。

註・此の処方の配合は帰耆建中湯と同じ。

註2・当帰建中湯は、『金匱要略』婦人産後病篇の、次の記述である。

「千金の内補当帰建中湯。婦人産後の虚羸不足で、腹中刺痛止まず、吸吸少気（息切れ）、或は少腹拘急痛し腰背に引いて苦しみ、食飲する能はざるを治す。産後一月、日に四五剤を服することを得れば、善く人を令《し》て強壮ならしむ。方。当帰四両　桂枝三両　芍薬六両　生薑三両　甘草二両　大棗十二枚」

註・『外台』の又の黄耆に似ているが黄耆と飴糖（膠飴）はない。

註のコメント。此の様によんで来ると、何が先（原方）で何が後か解らない。だが、唐代の書が先のように思える。それも、更に前の資料を引用している。

青洲の耆帰建中湯は、『外台』の又黄耆湯の引きうつしのようにみえるが、青洲が、創めて盗汗自汗に応用したということであろうか。

青洲の耆帰建中湯は、今、帰耆建中湯と称している。何時、何故変ったのかは不詳。

『外台秘要』の続命湯

日本漢方の処方の中に、続命湯と小続命湯がある。どちらも、主に、脳卒中症に用いられる。浅田宗伯翁の『方函口訣』に、続命湯については、「偏枯（片麻痺）の初起に用いて効あり。又、熱勢劇しき者に用う」とある。そして、小続命湯については「中風初起　病経絡にある者、金匱続命湯とは陰陽の別あり」と記述されている。

陰陽の別とは、小続命湯には附子が配剤されているので、こちらは陰証に用い、続命湯は陽証に用いるということであろう。

ただ筍庵は、続命湯は虚実間乃至実証に用い、小続命湯は虚証に用いるようにしている。ところがかつて、大塚門下同門の友人（医師）が、若くして脳卒中症にかかり片麻痺を発症した。即刻見舞に行って、友人が虚証と思える体格だったので、「小続命湯をのむと良いと思う」と意見をのべて帰った。するとそのすぐ後に、師匠の大塚敬節先生がお見舞下さって、「続命湯がよい」とご指示されたという。

友人は二つの意見に迷い、考えた上で、続命湯に附子を加えて服用したという。やがて健康になって、晩年迄診療に従事していた。

筍庵は、「これはどうした事なんだろう」と長年迷っていた。

近年、『外台秘要』を読んだところ、第十四巻が、中風（脳卒中症）の諸症を論じていて、二十一の項目があった。

中に、続命湯と小続命湯の記載があり、大続命湯まであった。

ところが、『外台』には続命湯も小続命湯もそれぞれ類似の数方ずつが記述されている。

続命湯は、（1）『古今録験』の続命湯（五門・賊風項、十二段目）、（2）同じく『古今録験』の別の続命湯（十三門・風半身不随項、六段）、（3）『古今録験』の又別の続命湯（十五門・風痱項、六段）、（4）『深師方』の大続命湯（五門・賊風項、五段）がある。

小続命湯は、（1）『雀氏方』の小続命湯（二門・卒中風項、二段）と、（2）『古今録験』の小続命湯（同、六段）と、（3）『古今録験』の別の小続命湯（九門・風身体手足不随項、三段）と、（4）『延年方』の小続命湯（十六門・偏風項、八段）などがある。

ちなみに、現代漢方の続命湯は、『金匱要略』出典の方で、『外台』十五門風痱の項にある。『古今録験』の続命湯と、方・証がほぼ同じである。

そして現今の小続命湯は、『千金方』から採られているが、『外台』の『雀氏方』の小続命湯と証がほぼ同じである。

これらの諸方は、方証が少しずつ違っている。中風と一括しても、症候の相違で、それぞれ使い分けたものらしい。

『外台秘要』ひろいよみ・続1　小建中湯の周辺

『外台秘要』には、現行の小建中湯の原方かと思われる、よく似た処方の記載がある。

第十七巻、虚労心腹痛篇方二首（二十二段）の芍薬湯が次のような方意を記載している。

「古今録験。虚労（心身過労）で心腹が痛み、夢に失精し、四肢《しし》痠疼《さんとう》（いたい）、手足煩熱、咽乾口燥する。并に婦人少腹痛を療す。芍薬湯。方。

芍薬六両　桂心三両　甘草三両　生薑四両　大棗十二枚　飴糖《いとう》一片」と。

此の処方は、現行の『金匱要略』の小建中湯とほぼ同じである。

『金匱要略』には、血痺虚労病篇に、次のように方意を記載されている。

「虚労（心身過労）の裏急（急激な腹痛）、悸（動悸）、衄（はなぢ）、腹中痛み、夢に失精し、四肢痠痛、手足煩熱、咽乾口燥するは小建中湯之を主る。」方は同様だが生姜は二両で少なく、飴糖は膠飴となっている。

そして方後の小註が次のようにある。

「千金は男女を療す。因て積冷、気滞或は大病後常に復さず、四肢沈重に苦しみ、骨肉痠痛、吸吸と少気し、行動で喘乏胸満気急（息切れ）し、腹背強痛、心中虚悸（動悸）、咽乾唇燥、而体色少く、或は飲食味無く、脇肋腹脹、頭重く挙らず、臥多く起少し、甚しきは積年、軽き者も百日漸に痩弱（やせほそり）に到る。五蔵の気竭し、即ち常に復すること難く、六脈倶不足、虚寒の気少腹拘急させ、羸瘠（やせよわり）の百病。名づけて黄耆建中湯と曰《い》う。又人参二両有り』と。

コメント。『外台』の古今録験芍薬湯は、『金匱』の小建中湯に相当し、後述する『外台』の古今録験黄耆湯は、『金匱』の黄耆建中湯に相当するようである。

『金匱』の小建中湯の方後の小註には、黄耆建中湯の証が錯入しているようである。

そして、『金匱要略』の黄耆建中湯に相当すると思われる処方が、『外台秘要』に二処方載っている。

第十七巻、虚労裏急篇に次のようにある。

一、「集験。嘘労裏急、諸不足を療す、黄耆建中湯。方。黄耆三両　桂心三両　甘草三両　芍薬三両　生薑四両　大棗十二枚　飴糖一片（煎法略）、方後の註。嘔する者は生薑を倍し、腹満の者は棗を去り茯苓四両を加う。小註。此れ本仲景方、恐らく是甘草二両芍薬六両生薑三両也。通じて按ずるに当に金匱を準ずるとなす。」方同じ。

二、「古今録験の黄耆湯。虚労裏急、少腹に引きて続痛、極攣（甚しくひきつる）、卵腫縮痛（睾丸が腫れちぢみいたむ）を主る。」方は、黄耆建中湯とほぼ同じで、桂心二両、生薑一斤とあって僅かに異なる。

注、処方の配合は、『外台』は黄耆建中湯より古今録験黄耆湯の方が、『金匱』の黄耆建中湯に近い。

『金匱要略』の黄耆建中湯に関する記述は、次のようである。

「血痺虚労病篇に、虚労裏急、諸《もろもろ》の不足は、黄耆建中湯之を主る。小註。小建中湯内に、黄耆一両半を加え、余は上法に依る。気短（息切れ）、胸満の者に生薑を加え、腹痛の者は棗を去り茯苓一両半を加える。及び肺虚損不足を療す。補気に半夏三両を加える」

『外台秘要』ひろいよみ・続2　不眠対応の処方・酸棗仁湯とその周辺

『外台秘要』第十七巻に、不眠に対応する処方が多数記載されている。

虚労虚煩不眠八首、病後不眠三首（処方）などである。

虚労虚煩篇に、小酸棗湯がある。

「深師。小酸棗湯、虚労（心身過労で虚した証）で、眠るを得ず。眠れば煩し、寧《やす》からざる（煩悶、不安）を療す。

酸棗仁二升　知母二両　生薑二両　甘草一両　茯苓二両　芎藭（川芎）二両の六味で、煎じ方は、酸棗仁だけ先に煮て、その液で他薬を更に煮る。」という記載である。

此の処方と同じで、たゞ生薑（姜）がないのが『金匱要略』の酸棗湯で、これが現行漢方の酸棗仁湯である。

『金匱』の血痺虚労病篇に、「虚労、虚煩（虚してくるしい）眠るを得ず」となっている。

これが浅田宗伯翁の『勿誤薬室「方函」』で、酸棗仁湯となった。「五味（金匱と同）で、千金方では川芎が無くて人参、桂枝、生姜、石膏が有る。虚労、煩擾《はんじょう》（わずらはしく、みだれる）、奔気胸中に在り（心動悸し）、眠るを得ざるを治す。」と記されている。

その『千金方』にたしかに酸棗湯がある。「虚労、煩擾、奔気（動悸）胸中に在りて眠るを得ざるを治す」と記されてある（巻十二、胆虚実篇）

そしてまた、『勿誤薬室「口訣」』には、酸棗仁湯の解説が、次のようにある。

「此方は、心気（情動）を和潤（なごます）して安眠せしむ。同じく不眠（の治法）に三策あり。若し心下肝胆の部分に停飲あるが為（胃内停水に腹動脈拍動の波及）に動悸がして眠を得ざるは温胆湯の症。

若し胃中虚し客気膈を動じて（胃が不調で膨満し）眠を得ざるは甘草瀉心湯の症。

若し血気虚煩（栄養・元気の衰え）で心火亢り眠を得ざるは此方の主。…以下畧」というのである。

右の温胆湯というのは、『千金方』の処方で、巻十二、胆虚実篇に、「大病の後、虚煩し、眠るを得ざるは此れ但寒の故なり、宜しく温胆湯を服すべし。方。半夏　竹茹　枳実　橘皮　生薑　甘草（六味）」とあるものである。

浅田宗伯翁は温胆湯について、『勿誤薬室「方函」』で、『千金方』を引用し、更に茯苓を加えて七味とし、『勿誤薬室「口訣」』で「此方は駆痰（水毒の除去）の剤なり。古人淡飲のことを但寒と云う。温胆は淡飲（水毒）を温散するなり、…以下畧」と解説している。

注のコメント。温胆湯の原典は『千金方』であろう。酸棗仁湯の出典は、『外台』か『千金』か迷うところだが『千金方』の可能性が高い。

臨床で、酸棗仁湯は、からだが弱り体力が低下し、煩躁があって眠れない、不眠症、嗜眠症、自律神経失調症、神経症、心身症、抑鬱症等に応用される。

温胆湯は、平素胃腸虚弱で、機能性胃腸症のような人や、大病のあとで胃腸機能が衰え元気が回復しないときなどの、神経症、不眠症、多汗症等に応用される（『漢方処方応用の実際』）。

なお複数の症状があって且不眠を伴う場合に、本来の処方に酸棗仁を加えると、睡眠が改善する。（一回分四〜六グラム位）

遠き思い　1　大柴胡湯のこと

或友人が提案して始めた輪読の勉強会が、何十年も続いている。初めは『医界の鉄椎』を皆で読もうといって始まった。

その後、古典を数冊読んだが、何を読んだか忘れてしまって、調べないと分らない。

今、読んでいるのは『腹證奇覧』と『〜翼』で、約三分の二迄読み進んだ。

先日、例月通り第三月曜日に読んだところは、大柴胡湯その他だった。

大柴胡湯は、『傷寒』『金匱』にある、体質体力の強い実証に適応する処方だ。その腹証は、「心下急鬱々微煩」（上腹部が張って苦しい）（『傷寒論』「太陽病中篇」）と、「之を按じて心下満」（腹部を押さえると上腹部が膨満している）（『金匱要略』「腹満寒疝宿食病」）である。

筍庵は、幼時、体格は小さいが元気だったのに、小学校二年の秋頃、全身倦怠、元気が無くなり、学校へ行くと休み時間には教室の外の廊下に腰を下ろして、級友の遊ぶのをただ見ていた。

数日後、主任の女性先生がこれを見て、「山田君、お家へ帰ったら、お父さんかお母さんに、お医者さんへ連れて行ってもらいなさい」と忠告して下さった。（今、懐かしく思っている。）

母に連れられて近くの内科医院へ受診すると「腹膜炎だから安静にしなさい」といわれ、翌日から学校を休まされて、悲しかった。

当時は、抗生物質など無く、多くの患児が亡くなった。自宅で、静かにしているだけだった。

そのうち父が、何かの書物を熱心に読んでいた。後に知ったが、大塚敬節先生の著書『類証鑑別 皇漢医学要訣』（昭和七年）だった。

しばらく後、父が漢方薬を求めて来て、煎じたのを飲まされた。神田の紀の国屋さんで作られたと後に知った。

腹膜炎で腹部が膨満し固くなっているのをめざしたのだと思うが、その煎じ薬を飲んだあと、腹が痛くなり、下痢をした。それでも、苦くて不味《まず》いが、我慢して何日も飲んだ。

しかし、少しも好くならないので、諦めて父が投薬を止めてくれ、ああ助かったと思った。

後年、大塚先生の診療を受けたとき、父がこの事をお話したところ、先生が、「それは無茶でしたね」とおっしゃったのを、聞き覚えている。

この薬、多分、大柴胡湯だったのだろう。素人漢方の悲しさ恐ろしさである。

遠き思い 2　小柴胡湯と小建中湯

『腹證奇覧』には、大柴胡湯の記事に続いて小柴胡湯が出ている。

小柴胡湯は、大柴胡湯より虚（体力低下）で、虚実間証が適応症である。

小柴胡湯は『傷寒論』の処方で、「傷寒五六日中風、往来寒熱、胸脇苦満、黙々飲食を欲せず、心煩（むなぐるしさ）、喜嘔（はきけ）、或は脇下痞硬（わきばらつかえかたい）、或は悸し、小便不利、或は渇せず、身に微熱有り、或は咳（せき）す者」が正証である（「太陽病中篇」）。

小学校六年生・十一歳の春頃、父に背負われて大塚医院へ受診した。国電（現ＪＲ）飯田橋駅から歩いて行った。大塚敬節先生の漢方医療を受けるためだった。

長年、先生に診療していただいた。いろいろな薬を飲んだらしい中で、小柴胡湯は味で覚えている。今飲んでも同じ味だ。

先生の薬をのんでから、微熱、倦怠感、腹痛がなくなったのを覚えている。

『傷寒論』の条文にある「胸脇苦満」は、自覚的にはわきばらが張る苦しさで、他覚的には、医者の腹診による腹証（腹壁症状）である。現在、「季肋下の抵抗、圧痛」と一般に解釈されている。

筍庵は、腹診で、右季肋下の一部に、少し硬くて、按圧すると一種の圧痛を感じる腹証がある。

胸脇苦満と考えている。

胸脇苦満という腹証が発現するメカニズムは、横隔膜に隣接している臓器、組織に、病変（主に炎症）が生じると、その刺激が上行神経を経て脳中枢へ伝わり、それが脳中枢から下行神経を経て季肋下の腹筋などに伝わり反射をもたらすものであるとされている。これは、細野史郎先生が提唱された仮説（大約）である。筍庵は賛成している。

筍庵は更に又、情動不安があると、脳中枢（自律神経）からの刺激が直接下行神経を経て、季肋下腹壁筋層に伝わり、反射が起り、胸脇苦満が現れるとも筍庵は考えている。

筍庵の、腹部をX線撮影すると、心下部近くに、丸いセンベイの様な白影が検出される。これは、幼少期の腹膜炎の患部が、治癒する際に石灰沈着して治った痕跡だと思っている。此の痕跡からのサインにより、季肋下の抵抗・圧痛が表現されているのであろう。此の胸脇苦満は、生涯、消失しないだろう。

腹膜炎で屡々腹痛があったので、大塚先生が小建中湯も処方され、服薬してから腹痛が余り起きなくなった。

小建中湯は膠飴が配合されている。今は、固形の便利なものがあるが、当時は無かった。母が、菓子屋で、液状の水飴を買って来て、漢方薬を煎じ上げた湯液に、それを加えて溶かして煎剤を作り、それを飲ませてくれた。甘みがあって、のみ易い漢方薬であった。よく覚えている。懐かしい。

遠き思い　3　腹痛（はらいた）

七歳の秋頃、慢性腹膜炎が発病した。

少し前、小学校で体操の時間に、ドッヂボールをした。友人の投げた大きなボールを受け損なって、腹に強く当たった。後に、大塚先生が、これが発病の原因だろうとされて、打撲性腹膜炎とも云われた。

病気のために、屡々腹痛が起き、その都度近隣の医師に往診を頼み、鎮痛剤を注射してもらって安きを得た。

或時、朝から腹が痛んだ。近医に往診を頼んだら、隣町の小児科専門医を紹介してくれた。しかし、その先生は直ぐには来てくれず、午後遅くに往診された。

診察がすむと、両親が大急ぎでハイヤーを呼び、私を順天堂病院（名称は医院、現医大）へ運び込んだ。

病院へ着くと直ちに、手術室（後に知った）の台の上へねかされた。しかし、長い時間何もされなかった後、父が壮年の二人の医師に呼ばれて何か言われた。すると私は病室に運ばれた。痛みは、注射で鎮まっていた。

後年、次の様に聞いた。「病気は腸閉塞で、手遅れです。手術しても（しなくても）助かりません」と小児科と外科二人の部長医師から父が引導を渡されたという。父は「助からないものなら、手術して痛い思いもさせまい」と云って、ただ病室に引きとったとのことだった。

その夜ひと晩中、父が、熱い湯にひたした布で腹部を湿布してくれた。時々、目が覚めて私はそれを知った。

翌朝、何ということもなく、私は目が覚めた。昼頃、小児科部長の先生が、回診に来た。その人が、「これ昨夜の坊やかい、違うかな」と呟いたのを、聞き覚えている。医師は、もう死んでいると思ったのであろう。父の必死の看病で、命を拾った。

退院後、しばらく、放射線（X線）の深部治療を受けたが、副作用で、皮膚が暗褐色になり、腹壁筋が板状に硬くなったので中止した。当時は、抗生物質など有効な薬も無く、姑息な治療をしたが、失敗だった。

自宅安静だけの療養に戻ると、又も屡々、腹痛発作に悩まされた。そのとき、子供ながらに考えて工夫した。

腹痛が起き始めたら直ぐ、両手を温めて、軽く腹部を押え、呼吸を極く静かにして胸や腹が動かないようにし、気持ちを静めて何も考えないようにする（成人後に知った、無念無想である）。するとしばらくして、腹がゴロゴロと鳴った後、痛みが消えるのである。（何処かに停滞していた腸内ガスが流れ去って、腸の痙攣が鎮まるからだろう。）十歳頃だった。

大塚敬節先生にかかり、先生の漢方薬を飲んでから、いつの間にか腹痛が起きなくなった。小柴胡湯と小建中湯、どちらが効いたのか、両方効いたのか、分らないが効いたのだ。

遠き思い 4　腹水

十一歳の春頃、大塚敬節先生の医療を受けるようになった。

そしてやがて腹痛が殆ど起きなくなった。しかし腹水は少しも変らず、むしろ増量して、腹部が大きく膨満した。

それでも学校が好きで、体調が悪くなければ通学した。

普通の学童服は、腹囲が合わず着られなくなった。洋服屋を呼んで計測し、太い腹囲に合わせて身幅の広い洋服を誂えた。それを着て学校へ行った。

登校の途中に商店街があった。商店の人が、わざわざ店の奥から出て来て、お腹の大きな子供が通るのを、もの珍しそうに見ていた。

小学校尋常科は、十二歳で普通に卒業した。だが、中学校（旧制）は入れてくれないので、無試験の小学校高等科（当時あった）に籍を置いて、体調が悪くない日は通学した。

その年か翌年、病院で看護婦長をしていた親戚の人が強く奨めるので、母と姉がその気になり、父の反対を押して、芝（現港区）の有名な大病院に入院し、漢方薬を一時休止した。

病院の医師（多分小児科部長）に「針を刺して水を採れば、直ぐに治ります」と云われ、母達もその気になって直ぐ治療を受けた。

腹水が多くて腹が膨満し、腹壁がぱんぱんに張っていたから、穿刺針が直ぐ刺さり、水が出た。子供の腹腔から、小さなバケツ程度の大きさのガラス容器に一杯の腹水が採れた。お腹が縮んで楽になった。「これで治るかな」と思った。

だがそうはゆかなかった。一週間も経つと又腹水が可成り溜まってきた。そこで再度腹水穿刺をすることになる。しかし今度は、腹壁がしぼんでぶよぶよしている。太い穿刺針は刺さり難くて、若い医師が懸命に刺そうとする。患者は痛くて死ぬ苦しみ。ようやく刺して若干水を採取する。これを何回か繰り返した。

すると、栄養分が含まれている体液を、度々取って無駄に捨てるのだから、栄養障害になり、体は痩せて衰弱し顔が猿のように皺々になった。

だが、病院側は、「これしか治療法は無い」と云う。父が心配し、自己退院をして自宅へ帰った。

再び、自宅で安静にし、大塚先生の漢方薬服用だけに戻った。すると、腹水は、若干たまっていたが、それ以上溜まらなくなり、体調が少しずつ良くなった。

大塚先生の漢方薬を飲み、時には小学校高等科（当時あった）へ行ったりしているうちに次第に体調が回復した。自分では病気が治った様に感じた。

そこで又学校へ行きたくなった。「中学（旧制）へ入る」と主張した。家族も遂に納得したので、近隣の私立の中学校の入試を受験する事にした。

その事を大塚先生に報告したところ、或日先生が往診して下さった。診察した後「腹水が少しある。入試の体格検査で落されるといけない」と云われ、持参した穿刺針を腹に刺して水を採取して下さった。そのお手際が、病院の専門医より遥かに素早く、驚くように良い手際だった。漢方医の先生の。

入試の体格検査で、校医の先生が「今迄に何か病気をしましたか」とお尋ねになったので、「何もありません」と嘘を云った。生涯に二度ついたが、最大の嘘だった。

その故かどうか、入試に合格した。

入学してからも、大塚先生の漢方薬をしばらく飲んだが、数カ月後、すっかり健康になって自然と止めた。

漢方の口伝1　葛根湯の腹証

過日、日本東洋医学会専門医制度委員会が主催の講演会があり、乞われて「漢方の口伝」を講演した（もう老齢、そのガラじゃないとは思ったが）。

内容は、原典、古典、古医書、先人の記事にない、いわば裏の証（処方の応用）であった。

それらの概要を、この『ひとりごと』にも、残しておこうかと思い立った。

口伝の1が、大塚先生の葛根湯の腹証・臍痛点である。

この腹証は、大塚敬節先生の創案〝臍痛〟で、『漢方診療医典』に記載がある。

「（虚実間証乃至実証で、）腹筋の緊張がよく、脈のしまりがよい（緊脈の）患者の、副鼻腔炎、結膜炎などに葛根湯を用いるときの参考になる腹証で、臍輪の直上に圧痛を訴えるもので、指頭で軽く触れても疼痛を訴える（カッコ内は筍庵の註解）」と記されていて、大塚先生は慢性症の場合に現れるように述べられている。

これを、筍庵は、急性症にも見られることを知り、応用している。

「かぜらしい」とか、「少し寒むけがし、熱も出た」といって患者が来院すると、先ず脈を診る。

脈が浮で弱くない時、次いで確認のため咽喉をみる。発赤していれば、「矢張り風邪ですね」と言い腹診をする。腹壁筋の厚さが中くらいあり、緊張力も弱くない。季肋下の抵抗、圧痛（胸脇苦満）はまだ現れていないが、臍の直上を筍庵は中指の先で少し力を入れて圧迫する。すると、小指の先程の小さな抵抗が触れて、患者に聞くと、痛いと言う。人により身をよじらせて痛がる。これは、大塚の臍痛点と断じる。迷わず、葛根湯を投与する。たいてい、二日ぐらいで治る。

「かぜを引いた」と言って来院した患者が、「咳が出ます」と言い、腹診で胸脇苦満を触れる時は、「かぜぎみになったのは、五日ぐらい前ですね」と言うと、「そうです」と答える。

この時、脈が浮沈の間で、まだ沈脈ではなく、腹証に臍痛点を認めれば、小柴胡湯合葛根湯を三日分投与する。二日で治らなければ、小柴胡湯証に移行してしまう。

脈が既に沈脈で、胸脇苦満がみられ、咳も出、臍痛点がないものには、葛根湯は用いない。虚実間証ならば小柴胡湯、虚証ならば参蘇飲、柴胡桂枝乾姜湯、補中益気湯を用いる。

かぜの引きはじめで、脈が浮弱で、腹壁が薄くて力が弱い虚証は、臍痛点は出現しない。桂枝加葛根湯、香蘇散などの証である。

かぜの初期で、脈が沈細の陰虚証も、臍痛点は現れない。麻黄細辛附子湯、桂姜棗草黄辛附湯（桂枝加附子湯）などの証になる。

漢方の口伝 2　口内炎に黄耆桂枝五物湯

桂枝五物湯という処方がある。吉益東洞翁の創方で、口腔内の炎症、諸症に効能がある。桂枝、黄芩、地黄、茯苓、桔梗の組み合わせである。嘗て、有名な石原明博士が推奨したので、広く普及した。

筍庵も聞き倣って多用し、効果があった。ところが、虚証、胃弱症の多い筍庵の下では、トラブルが起ることも少なくなかった。処方の組成に地黄が入っているので、これが弱い胃を損ねるからである。

困って種々と検討したあげく、『金匱要略』「血痺虚労病篇」に黄耆桂枝五物湯を見出し、処方名が似ていると思った。

此の処方は、桂枝湯の甘草を除いて代りに黄耆を加えたようなもので、地黄は入っていない。しかしこれは、「身体不仁、風痺の状の如き」（しびれ）に対応するもので、口内炎症状の記載はない。

それを、何時頃からだったか記憶がないが、虚証の患者の、口腔内諸症に用いてみた。すると、よく効くのである。

虚証の咽喉炎、口内炎、舌炎、歯肉炎等に対応できる。この事は、筍庵の身近かで研修している医師しか知らないはずだ。

先日、外孫で高校生の娘が、朝から項頚が強ばり、口の中や舌の辺縁が痛いと言って学校を休んでいると、母親が訴えて来た。

身内だから良いやと、診《み》もしないで黄耆桂枝五物湯の煎剤を投与した。口内炎と舌縁炎が、反射して項《うなじ》が強ばるのだろうと考えて。

二三日飲んで、「治った」と言って学校へ行きはじめた。

筍庵の日常

筍庵は来年、九十歳になる。もう直ぐだ。随分永く生きて来た。幼少年期に長年、難病を患い、生死の淵をさまよった事もあるのにと思うと不思議な気がする。

今も医者をやり、患者さんを診療していて、毎日ほぼ決まったことをやっている。

朝、六時頃目が覚める。隣のベッドで寝ている妻が起き出すのが分かると、電燈をつけて起き上る。

直ぐ上半身の衣服を脱いで、柄のついたブラシで、両腕、腹部、背中の皮膚を、しばらく摩擦する。好い気持だ。これは、大戦中、陸軍士官学校の生徒になっていた時の、朝の行事の延長だ。ただ、当時は、健康タワシという物でやった。

これで、筍庵は風邪を引かない。今年も、昨年も、一回もひいていない。

患者さんには、古くなったタオルなどで、朝、上半身を摩擦すると良いと教えている。真面目に従う人は、弱わむしで、いろいろ症状があっても、風邪は引かなくなっている。

終ると、雨戸を開け、電燈を消す。窓は東に向いている。お天道様にカシワデを打って礼拝し、「本日もよろしくおねがいします」と御挨拶をする。

朝食をはじめ、三食食べる。米飯を少し、野菜をなるべく多く、肉食は僅か、夕食に魚を食べて、お酒を少し飲む。朝食の後、トマトジュースを半カン飲む。

昼間、患者さんが来れば診療する。週に二、三回都心の診療所へ行って診療する。患者数はごく少なくなった。難聴でもあるので。

診療時間外の時間は、新聞や医書を読んだり、原稿を書いたり、雑文を読んだりする。

朝夕の食後、漢方薬をのむ。二～三種類あるが主薬は十全大補湯加味で、三十年余に及ぶ。

夜、九時前に寝てしまう。

寝る前に、月夜ならばお月さんに向って、暗夜ならば西に向って、カシワデを打って礼拝する。「今日も有難うございました」とお礼の言葉を案じながら。

年齢の故《せい》で夜中に何回かトイレに起きる。が、気にならない。直ぐ又眠ってしまうから。時には考えごとをして眠れない時がある。その時は、「ひと、ふた、みい、よう、いつ、むう、なな、やあ、ここの、たりや」と、となえごとをする。いつの間にか眠る。古代の「一二三四五六七八九十」のかぞえ方だ。悩みや考えごとの多い患者さんにも、教えている。

筍庵の診察１　望、聞、問診

筍庵の漢方を織部和宏先生が、本誌二五年七月号（通巻一九六）から紹介して下さった。ついさそわれて又ひとりごとをいう。

あの大戦に、いわば生き残った残りの人生、世の中の役に立とうと考えて、医者をこころざし、終戦の翌春、医学校へ入った。入学とほぼ同時に、幼少期の難病を治して下さった大塚敬節先生の弟子にしていただき、漢方を専門にしようと決めた。

当時、大塚先生の直弟子は、後に有名になった相見三郎先生と、中将湯ビル診療所の薬局長になった高橋国海先生との二人だった。筍庵は、いわば大塚先生門下の三番弟子になる。

漢方は、学校で習う現代医学と一緒に勉強した。

筍庵は診察する時、先ず、部屋へ入って来る患者を、ちらりと見る。どんな病気かなと考えながら。内臓の病か、四肢躯幹の不調か、心の病か、皮膚疾患（アトピー等）かと。

分かるときもあり、分らないことも多い。分れば、証、薬方の範囲が凝縮できる。そうそう甘《あま》くはゆかないが。

患者の坐る椅子を、医者の椅子から少し離して置く。自分の両腕を伸ばした辺《あたり》にしている。大抵それで話合いができる。が、中に、いろいろ訴えながら、自分の坐っている椅子を引きずって、医者の方へ近寄って来る人、机にすがりつく人がある。

これ、心の病、神経症、心身症などだ。薬方の範囲がそれで決まる。

話合いで、望、聞、問診を済ます。そこで、「ではお腹を触らせて」と頼む。近来は、漢方はお腹を診ると分っているのか、大抵スムーズに済む。中に困った顔をする。

診察台の上に、患者にあお向きにねて、手足を伸ばしてもらう。仰臥伸展位。医者はその左側に立つ。時に患者の都合（手術痕、透析等）で、患者が反対に臥るので、医者が患者の右側に立つことになる。この時は、診察の手配りの具合が悪くなる。

手足を伸ばすので、膝も伸ばしてもらう。時に、膝を曲げて仰臥する患者がある（一般医療でそうするから）。その時は、黙って、静かに、そうっと膝を伸ばすようにする。

手足の痛みを訴える人には、その場所を、手で静かに触れてみる。肩、腕、肘、前腕、手背、指、膝、足等。そっと触れてみて、「あぁ、此処痛いな、治さなくては」と心に浮かぶ。だが、大抵黙っている。時には、つい口に出てしまう。患者の表情が変わることが多い。

関節の痛みか、筋肉・軟部組織の痛みかの違いで、薬方が違う。

分らないこともある。以前は出来ないことだった。説明も出来ない。

筍庵の診察2　脈診

脈は手くびの動脈（橈《とう》骨動脈）を、右手で診《み》る。時には患者の両手を同時に診る。Ⅱ～Ⅳ指をそろえて指先を当てる。（Ⅱ指　人指し指、Ⅲ指　中指《なかゆび》・無名指《むめいし》、Ⅳ指　薬指《くすりゆび》を、夫々寸口、関上、尺中と呼び、夫々に意味があると針灸術では云われる。が、筍庵は三指頭に同時に伝わる脈搏で判定する。）

「かぜ引いたんですが」と云って来た患者の脈を診る。指先を脈搏部にそっと力を入れずに触れる。それで脈搏が触知されたら、それは浮脈である。風邪引いてから二～三日以内だ。「昨日か一昨日から悪いですね」と云う。はずれることは先ず無い。即日来院することはめったに無いから。

浮脈は陽の脈。初期の陽証は太陽病だ。念のため咽喉を見る。少し発赤している。これで確認。浮脈で、触診指に少し力を入れて押さえると、脈が消えて触れなくなる弱いのは、陽虚証で、桂枝湯か香蘇散証だ。香蘇散を使う方が多い。

浮脈で、指に少し力を入れてみると、脈が直ぐには消えないのは、陽実証乃至陽の虚実間証だ。葛根湯証が多い。項背の強ばりや、後に述べる腹診で確認する。

「風邪引いて治らないんです」と云って来た時、脈を診ると、指先で軽く触れたのでは触知出来ない。少し力を入れて押さえると脈が触れた。沈脈である。

「五、六日経ちましたね。咳も出るでしょう」と云うとうなずく。既に少陽病である。後で腹診をして確認できる。

少し力のある脈ならば、小柴胡湯証だし、脈診指に力を入れて押えると、すぐ触れなくなる、弱い沈脈ならば、虚証で、柴胡桂枝乾姜湯証。このときは口乾、心動悸などの症状を伴う。それが無ければ、筍庵は参蘇飲にする。この方が多い。煎剤ならば、前胡をのぞき、柴胡を加える。何れも少量だ。

風邪を引いて直ぐ、一、二日後に来院したというのに、脈が沈で弱い（小、細）こともよくある。寒けも強い。これは陰証だ。少陰病である。一般に麻黄細辛附子湯証になるが、筍庵は大抵、桂姜棗草黄辛附湯を使う。証の範囲が広いと思っている。エキス剤は無い。

普通病院に入院すると、女性の看護師さんが脈を見に回って来る。数を数えている。

脈診でも、脈搏数をみる。一息四博（医師の吸気呼気一回に患者の脈搏が四回）が平脈（普通の脈）だ。五搏以上は数脈、三搏以下が遅脈である。

「熱が出たんです」と云って親が子を連れて来た。脈が一息五搏なら三八度以上の熱発だ。

「風邪がなかなか抜けません」と云って来た人の脈が、一息四搏半（最初五搏、次四搏、くり返し）なら、三七度台の微熱である。

熱発症には子供には麻黄湯、桂麻各半湯、成人には小柴胡湯、参蘇飲などの証が多い。

熱もなさそうなのに数脈をみることがある。急いで来た人だ。来院したら直ぐに診察はしない方が良い。少し休ませてから筍庵はみる。熱も無いのに数脈なら、虚証だ。

三搏以下で、心臓疾患がないのは、体格の良い実証か、瘠せ型なら陰証で冷え証だ。

筍庵の診察3　腹診

葛根湯証を確認できる腹証が臍痛点だ。大塚敬節先生の創案で、臍輪の直上に現われる小指頭大の小さな抵抗、圧痛点だ。大塚先生はこれを副鼻腔炎、結膜炎等に葛根湯を用いる目標であるとのべられ、いわば慢性症の腹証とされている。筍庵は、この臍痛点が風邪症候群などの急性症にも現れることを認識している。前述の脈証と、この腹証で、葛根湯証と判定している。だが、虚証で、腹壁筋が軟弱なものや、小児は、脈が浮でも、臍痛点は現れない。臍痛点がみられるのは、成人の虚実間証以上だ。

小柴胡湯をはじめ柴胡を配合する薬方の証には、腹証に胸脇苦満を認める。季肋下の抵抗・圧痛である。風邪なら発病五、六日後に現われる。

胸脇苦満を検索するのに、筍庵は両手の拇指頭を用い、左右の季肋下を同時に按圧して、何れにか抵抗の存在を探るようにする。この手法は、最も敏感で、弱くて微妙な腹壁反射が触知できる。

腹証の胸脇苦満は虚実間証以上の実証で、腹壁筋層の緊張力が中等度以上の人に、顕著な腹壁反射として現れ、分り易いのが普通である。小柴胡湯証が中心である。

筍庵の患者は虚証が多い。腹壁の筋層が薄く、緊張力が弱い。こういう人は、腹壁反射が微弱で、胸脇苦満の腹壁抵抗が分り難い。それを慎重に腹診する。微弱な胸脇苦満がある患者は、加味逍遥散、柴胡姜桂湯、参蘇飲等の証である。その中間で、やや分り易いのは、柴芍六君子湯証だ。筍庵は、参蘇飲も柴胡剤と思っている。

「胸脇苦満が無かったが、柴胡剤が効いた」という発表があった。しかし、それは胸脇苦満が分らなかったのである。ただ、小児は、胸脇苦満が不明である。

腹部動悸は、腹大動脈の搏動を、心下部附近で触知する腹証だ。

腹部動悸を触知するのに、筍庵は腹壁に当てた右手掌の手背に、左手掌を重ねてのせ、両手に微妙な力を加えて診ている。

脈の搏動は、顕著に触れるものもあり、弱くて微妙なものもある。

動悸が触れる個所は、臍の真上が一番多い。臍上悸である。時としてその響きが、臍の左側(向って右)迄伝わって触れる。臍傍悸である。心下の中心部辺りで触れることもある。心下悸だか、多くはない。臍の下で触れる臍下悸は、下焦の虚、腎虚で、八味丸証とされているが、極く珍しい。八味丸証には必ずしもこの腹証があるわけではない。

腹部動悸を、種々と論じている古医書があったが、意味はよく分らなかった。

筍庵の経験では、虚証で痩せていて、腹壁が薄くて軟弱な人は、動脈の搏動がよく触れる。腹壁が薄くなく、緊張力もあるのにも、動悸が触れることがある。気鬱、気滞証が少なくない。加竜骨牡蠣の証に腹部動悸のあることが多い。

和田東郭のいう地黄の証の四物湯証は、実証で、動悸が触れ易い。十全大補湯証にも時としてあるが、動悸が弱く、触れ難い。虚証の故だと思う。これらは必ずしも必発ではない。

筍庵は腹診の最後に、打鼓診をやる。古来の腹診法には無い手法だ。

左手掌を患者の腹壁に当て、右手中指の指頭で左手中指の中程を軽く打鼓する。一般医学でも行う手法である。

打鼓診をする個所は一定している。①右上腹部角、胆弯曲部（上行結腸が横行結腸に曲る個所）。②左上腹部角、脾弯曲部（横行結腸が下行結腸に曲る個所）。③左下腹部の隅、S字状結腸の附近。④右下腹部の隅、回盲部。以上四ヶ所。何れの場所も、腸内ガスが停滞し易い。打鼓診をやるとポンポンと音がするのは、ガスが停滞しているときである。これは気滞だ。

消化管の運動（蠕動）が鈍いからで、脾虚（消化器の働きが弱い）証に多い。患者自身が、此の附近に膨満感や鈍痛を感じて、さかんに気にしていることがある。

大建中湯、中建中湯などで対応する。

⑤最後に、心下部を打鼓診する。胃部に当る。ポンポンと音がし、左手掌に微妙な膨隆感を触

知するのは、胃中にガスが充満している、胃疱だ。気滞でもあり、屡々気鬱でもある。

患者自身が、口から空気を吸い込むことが多く、胃の中に溜ったものである。

考えごと、心配ごとが多く、情動不安などがあると、空気を吸い込むことが多い。咽喉異物感、違和感を訴えることも多い。加竜骨牡蠣や半夏厚朴湯の腹証である。『腹証奇覧』にはない。

『康平傷寒論』への思い入れ

伝来して、長年読まれて来た『傷寒論』は、宋の時代に編集された宋版を、その後翻刻した『宋板傷寒論（宋本）』と、それを成無己が註解した『註解傷寒論（成本）』であった。ところが昭和年代の初期に、異本が現れた。大塚敬節先生が巷間から発見され、その本のあと書きに、康平（平安時代の年号）の字が書かれていることから、『康平傷寒論』と先生が名付けられた。

そのあと書きとは、「康平三年二月十七日（一〇六〇）侍医・丹波雅忠（丹波康頼より三代後・その後何代も続く家系）という署名と、貞和二年十二月十五日（一三四六・南北朝時代・北朝の年号）家秘の説を以て典薬權助・和気朝臣嗣成（和気清麻呂より十数代の後裔）に授く」というただし書きである。

『康平傷寒論』（以後康平本とも畧称する）の特徴は、全巻の文章を、十五字詰、十四字詰、十三字詰の三段階の条文に別けてあることだ。

このことは、従来の『傷寒論』が、全巻の文章を、同じレベルで書き並べてあることと、甚だしく違っている。

『傷寒論』は、日本で盛んに研究された。江戸期以后、多くの先人が著書を遺された。それらの研究の主な目的は、本書の実用手段にあったと思はれる。ところで、伝世の書には、本文と後の人の註文とが、同じレベルの文章でのべられている。先人の研究には、その弁別に、かなり力を入れられたようにみえる。

康平本は、前述のように、全巻の文章を、十五字詰、十四字詰、十三字詰の三段階の条文に分けて記載している。そのことについて、大塚先生は、「十五字詰条文は、本来の原文であり、十三字詰条文は後の人の註文であり、十四字詰条文は、どちらとも峻別できない文である」という意味をのべられている（著書）。

したがって、『傷寒論』を読むとき、康平本は初歩の人にとって、きわめて便利なテキストである。本来の原文が、直ぐに分るのである。

たゞ、十三字詰条文の後人の註にも、参考になる文は少くないし、十四字詰条文ではなおさらである。それらの意をふくんで、筍庵は、康平本を全巻読み、『康平傷寒論読解』という一書を書いた（二〇〇一・平成十三年）。

筍庵が、初めて漢方の本を読んだのは、戦後・昭和二一年春、東医大に入学して間もなくだった。それは、『漢方診療の実際（初版二刷・昭十七）』で、この書は、漢方医学を現代文で解説した最初の本であり、著者は、大塚敬節（古方）、矢数道明（後世方）、木村長久（折衷派）で、伝世した三流派が、初めて合流協力して出来た書であった。また、薬学の清水藤太郎が共著者である。

ところがこの時の本は、戦争中の影響で、紙質が悪く、直ぐ傷むので、大事にあつかいながら読んだ。これは、父が見つけてくれた本だった。（数年前、縁があって、知人の医師が、本書の初版・昭十六を贈ってくれた。この本は、質の良い洋紙である。）

その後、改訂本が出たので（昭二九）、此の本もよく読み、手垢と書き込みで汚れた。

『傷寒論』を初めて読んだのは、昭二三、東医大在学中の夏休みで、本は、大塚先生から頂いた小原蘭峡の『訂字標註傷寒論・小型版』の善本だった。

夏休み三十日余りを総べてつかって、漢和辞典と首っ引きで、全巻読み終えたが、ふり返ってみて、此の書には何が書かれているのか全く分らなかった。

愕然《がくぜん》として大塚先生を訪ね、『傷寒論』の講義をお願いした。そして二〜三年後、週末に、先生のお宅で講義をしていただくようになった。

その時、テキストに持参したのは、『康平傷寒論』で、その時の本は、先生が復刻された和紙、和装丁の活字本で、父が先生から贈呈された本であった。大切にして読んだ。

先生の講義は、康平本の十五字詰条文よりは多い『傷寒論』の本文についての解説であった。多分、宋本も合はされたのであったろう。

此の時の先生の講義は、『傷寒論』陽明病篇で終ったが、筍庵は、先生の講義を克明に筆記してノートに残した。

大塚先生がその後、『臨床応用・傷寒論解説』という本を著作、発行された。

この本を読むと、陽明病までの文章が、筍庵の前記のノートと、ほゞ同じである。恐らく先生は、先の講義の原稿を基本にして、一書にまとめられたのであろう。

以上の、もろもろの本と、ノートの束は、筍庵の生涯の宝である。

あとがき

月刊漢方療法に連載した筍庵ひとりごとを、一書にまとめて『漢方の口訣』としていただいた。読まれた方々に、少しでもお役に立てば幸いだと思っている。

神社の神主さんが読む共通の祓詞《はらいことば》には、長い大祓《おゝばらい》（中臣《なかとみ》の祓）と、短い禊祓《みそぎはらい》がある。学校へ上る前、四、五歳の頃、みそぎはらいを覚えた。爾来長年、朝夕に日の神様を礼拝してこれを読んだ。

幼年期に難病になったが、大塚敬節先生が漢方で治して下さった。

大戦後、医学校へ入り、同時に大塚先生に、漢方の弟子にしていただいた。

爾来、漢方一途の人生を送ってしまった。外の事は何もしなかった。唯、ゴルフを少しと、僅かな旅行をしたが。

長く生きた源は、日の神様の御心と漢方のおかげと信じている。

山田　光胤

〔著者略歴〕

山田 光胤（やまだ・てるたね）

本名 照胤（てるたね） 号 筍庵（じゅんあん）
大正13年、東京生まれ。昭和26年、東京医科大学卒業。医学博士。漢方医学は医学生時代から、後に岳父となった大塚敬節先生について学ぶ。昭和32年、日本最初の漢方医療施設・医療法人金匱会·中将湯ビル診療所の創立時より勤務し、爾来漢方ひとすじ。所長を経て、現在名誉所長・理事長（金匱会診療所と改称）。日本東洋医学会・理事・会長、第40回学術総会会頭、第6回国際東洋医学会会頭、第60回日本東洋医学会学術総会名誉会頭等を歴任し、現在名誉会員。

漢方の口訣 ～筍庵ひとりごと～

2014年9月15日 第1刷発行

著　者　山田 光胤
発行者　谷口 直良
発行所　㈱たにぐち書店
〒171－0014 東京都豊島区池袋2－69－10
TEL. 03－3980－5536 FAX. 03－3590－3630
http://t-shoten.com http://toyoigaku.com

落丁・乱丁本はお取替えいたします。